U0207476

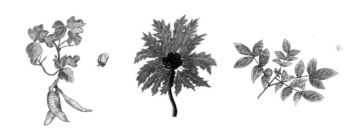

常用
中药手绘彩色图谱

李越峰 郭清毅 严兴科 主编

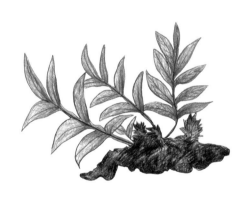

甘肃科学技术出版社

甘肃·兰州

图书在版编目（CIP）数据

常用中药手绘彩色图谱. 第二部 / 李越峰, 郭清毅,

严兴科主编. — 兰州：甘肃科学技术出版社，2020.11(2024.6 重印)

ISBN 978-7-5424-2539-3

Ⅰ. ①常… Ⅱ. ①李… ②郭… ③严… Ⅲ. ①中药材

－图谱 Ⅳ. ①R282-64

中国版本图书馆 CIP 数据核字(2020)第 238539 号

常用中药手绘彩色图谱. 第二部

李越峰　郭清毅　严兴科　主编

责任编辑　陈　槟
封面设计　千喜鹤文化

出　版　甘肃科学技术出版社
社　址　兰州市城关区曹家巷 1 号　　730030
电　话　0931-2131575　（编辑部）　0931-8773237　（发行部）

发　行　甘肃科学技术出版社　　　　印　刷　天津市天玺印务有限公司
开　本　710mm×1020mm 1/16　　　印　张　15.5　插页 2　字数 240 千
版　次　2020 年 12 月第 1 版
印　次　2024 年 6 月第 2 次印刷
印　数　501～4500
书　号　ISBN 978-7-5424-2539-3
定　价　69.80 元

图书若有破损、缺页可随时与本社联系：0931-8773237

本书所有内容经作者同意授权，并许可使用

未经同意，不得以任何形式复制转载

编委会名单

主　编　李越峰　郭清毅　严兴科

副主编　司昕蕾　何春雨　曹　瑞　牛江涛　边甜甜
　　　　辛二旦　张育贵　张淑娟　吴红伟　李东辉

编　委　刘岩峥　史巧霞　吴志成　王明伟　余　琰
　　　　李　硕　杨秀娟　范凌云　吴平安　姚　娟
　　　　王继龙　孙宇靖　张艳霞　宋　冰　张　倩
　　　　朱振华　余晓霞　杨新荣　李国峰　李咸慰
　　　　宋沁洁　马　翠　邹依纯　曹梦琪　叶钰娟
　　　　屈　韶　崔　莹　汪庭娇　谈守香　刘鸿鑫

前 言
FOREWORD

　　本图谱收集了常用中药的原植物手绘图，绘图精美、细致，将植物的主要识别部位同时呈现在一张图中，完美再现原植物与药材形态，准确反映中药形态特征以及药材的形状、纹理等。并附有常用中药不同炮制品的彩色对照图谱，一目了然地展示中药材炮制前后的外观、色泽变化，显示炮制品外观质量，为中药饮片的传统经验鉴别与外观质量控制提供了直观的参考依据。同时介绍了常用中药的来源、药性、功效、应用、用法用量、使用注意、现代研究、处方用名、炮制方法、质量要求、炮制作用、贮存等主要内容，为从事中药生产、经营、检验、教学及科研等工作者提供有价值的参考和借鉴工具。

　　本书在编写过程中由传统的"以学科体系为引领"向"以岗位实际工作为引领"转变，由"以学科知识为主线"向"以解决岗位实际问题为主线"转变，坚持"贴近学生、贴近岗位、贴近社会"的基本原则。根据新时期中医药岗位的实际需求，体现"实用为本，够用为度"的特点，通过"三基"（基础理论、基本知识、基本技能），理论联系实际，本着"重点突出，新颖实用"的编写原则，文字叙述力求通俗易懂，注重思想性、科学性、先进性、启发性和适用性相结合，图文并茂。

　　本书是在集成的基础上进行了改革与创新，但在探索的过程中，难免有不足之处，敬请各位同仁赐教，以便进一步修订提高。

目 录
CONTENTS

CONTENTS

CONTENTS

解表药

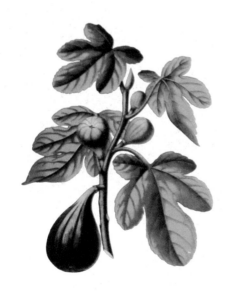

［牛蒡子］

Arctii fructus

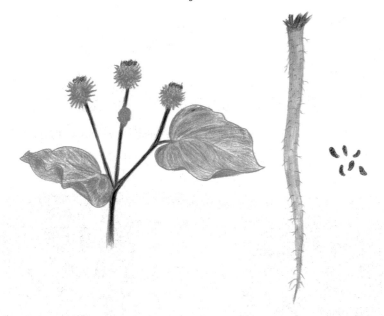

【来源】 本品为菊科植物牛蒡 *Arctium lappa* L. 的干燥成熟果实。主产于河北、吉林、辽宁、浙江。秋季果实成熟时采收果序，晒干，打下果实，除去杂质，再晒干。生用或炒用，用时捣碎。

【药性】 辛、苦、寒。归肺、胃经。

【功效】 疏散风热，宣肺透疹，解毒利咽。

【应用】 用于风热感冒，温病初起，咳嗽痰多，麻疹不透，风疹瘙痒，痈肿疮毒，丹毒，咽喉肿痛。

【用法用量】 煎服，6~12g。炒用可使其苦寒及滑肠之性略减。

【使用注意】 本品性寒，滑肠通便，气虚便溏者慎用。

【现代研究】

1. 化学成分：本品主要含木质素类成分：牛蒡苷，牛蒡醇 A–F 及 H；

脂肪酸类成分：花生酸，硬脂酸；挥发油：胡薄荷酮等。

2. 药理作用：牛蒡子煎剂对肺炎双球菌有显著抗菌作用，水浸剂对多种致病性皮肤真菌有不同程度的抑制作用。牛蒡子有解热、利尿、降低血糖、抗肿瘤作用。牛蒡子苷有抗肾病变作用，对实验性肾病大鼠可抑制尿蛋白排泄增加，并能改善血清生化指标。

【处方用名】　牛蒡子、大力子、炒牛蒡子、炒大力子。

【炮制方法】

1. 牛蒡子：取原药材，筛去灰屑及杂质，用时捣碎。

2. 炒牛蒡子：取净牛蒡子，置炒制容器内，用文火加热，炒至鼓起，有爆裂声，断面浅黄色，略有香气逸出时，取出。用时捣碎。

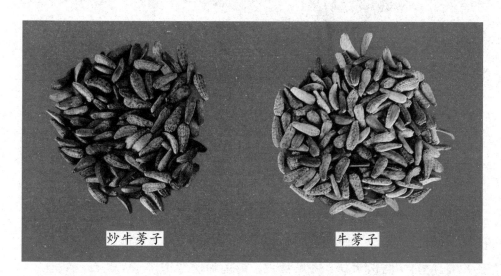

炒牛蒡子　　　　　牛蒡子

【质量要求】　本品水分不得过 9.0%，总灰分不得过 7.0%，含牛蒡苷（$C_{27}H_{34}O_{11}$）不得少于 5.0%。

【炮制作用】　牛蒡子生品长于疏散风热，解毒散结。常用于风温起初，痄腮肿痛，痈毒疮疡。如治温病初起的银翘散（《温病条辨》）；用于痄腮肿痛的普济消毒饮（《东垣试效方》）；用于疮疡，乳痈初起，证见寒热的荆芥牛蒡汤（《医宗金鉴》）。

炒后能缓和寒滑之性，以免伤中，并且气香，宣散作用更佳，长于解毒透疹，利咽散结，化痰止咳。用于麻疹不透，咽喉肿痛，风热咳喘。如治麻疹透发不畅的宣毒发表汤（《医宗金鉴》）；用于咽喉肿痛。炒制同时果皮破裂，酶受到破坏，易于煎出药效，利于苷类成分的保存。

【贮存】 置通风干燥处。

［柴　胡］

Bupleui radix

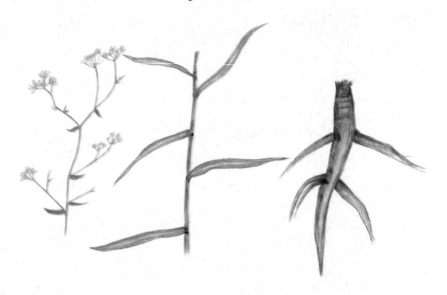

【来源】　本品为伞形科植物柴胡 *Bupleurum chinense* DC. 或狭叶柴胡 *Bupleurum scorzonerifolium* Willd. 的干燥根。按性状不同，分别习称"北柴胡"和"南柴胡"。春、秋二季采挖，除去茎叶和泥沙，干燥。

【药性】　辛、苦，微寒。归肝、胆、肺经。

【功效】　疏散风热，疏肝解郁，升举阳气。

【应用】　用于感冒发热，寒热往来，胸胁胀痛，月经不调，子宫脱垂，脱肛。

【用法用量】　煎服，3~10g。

【使用注意】　柴胡其性升散，古人有"柴胡劫肝阴"之说，阴虚阳亢，肝风内动，阴虚火旺及气机上逆者忌用或慎用。大叶柴胡 *Bupleurum-longiradiatum* Turcz. 的干燥根茎，表面密生环节，有毒，不可当柴胡用。

【现代研究】

1. 化学成分：本品主要含皂苷类成分：柴胡皂苷 a、b、d、f 等；挥发油：2-甲基环戊酮，柠檬烯，月桂烯，香芹酮，戊酸，己酸，庚酸，辛酸，2-辛烯酸，壬酸，γ-庚烯酸等。还含多糖、有机酸、植物甾醇及黄酮类等。

2. 药理作用：柴胡煎剂、注射液、醇浸膏、挥发油及粗皂苷等对多种原因引起的动物实验性发热，均有明显的解热作用，并且可使正常动物的体温降低。柴胡及其有效成分柴胡皂苷有抗炎作用，其抗炎作用与促进肾上腺皮质系统功能等相关。柴胡具有镇静、安定、镇痛、镇咳、降血脂、保肝、利胆、兴奋肠平滑肌、抑制胃酸分泌、抗溃疡、抑制胰蛋白酶、抗病原微生物、兴奋子宫、影响物质代谢、抗肿瘤、抗癫痫、抗辐射及促进免疫功能等作用。

【处方用名】 柴胡、炙柴胡、醋柴胡、鳖血柴胡。

【炮制方法】

1. 北柴胡：取原药材，除去杂质及残茎，洗净，润透，切厚片，干燥。

2. 醋北柴胡：取柴胡片，加入定量的米醋拌匀，闷润至醋被吸尽，置炒制容器内，用文火加热，炒干，取出晾凉。每 100kg 柴胡，用米醋 20kg。

3. 南柴胡：除去杂质，洗净，润透，切厚片，干燥。

4. 醋南柴胡：取净柴胡片，加入定量的米醋拌匀，闷润至醋被吸尽，置炒制容器内，用文火加热，炒干，取出晾凉。每 100kg 柴胡，用米醋 20kg。

5. 鳖血柴胡

（1）取柴胡片加入定量洁净的新鲜鳖血及适量冷开水拌匀，闷润至鳖血液被吸尽，置炒制容器内，用文火加热，炒干，取出晾凉。

（2）取柴胡片，加入定量洁净的新鲜鳖血和定量黄酒拌匀，闷润至鳖血和酒液被吸尽，用文火加热，炒干，取出晾凉。每 100kg 柴胡，用鳖血 13kg，黄酒 25kg。

【质量要求】 总灰分不得过 8%，酸不溶性灰分不得过 3%，照醇溶性浸出物测定法项下的热浸法测定，用乙醇作溶剂，不得少于 11.0%。

【炮制作用】 柴胡性味苦，微寒。归肝经。具有和解表里，疏肝，升阳的功能。生品升散作用较强，多用于解表退热。如治寒热往来的小柴胡汤（《伤寒论》）；外感风寒发热，头痛肢楚的柴葛解肌汤（《伤寒六书》）；治疗疟疾的清脾饮（《妇人良方》）。

醋炙品缓和其升散之性，增强疏肝止痛的作用。多用于肝郁气滞的胁肋胀痛，腹痛及月经不调等症。如治疗肝气郁结的柴胡疏肝散（《景岳全书》）；治肝郁血虚，月经不调的逍遥散（《处方集》）。

鳖血炙品能填阴滋血，抑制其浮阳之性，增强清肝退热的功效，可用于热入血室，骨蒸劳热。

【贮存】 置通风干燥处，防蛀。

［升　麻］
Cimicifugae rhizoma

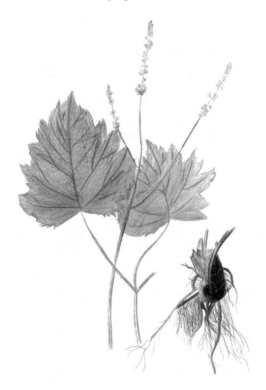

【来源】　本品为毛茛科植物大三叶升麻 *Cimicifuga heracleifolia* Kom.、兴安升麻 *Cimicifuga dahurica*(Turcz.) Maxim.或升麻 *Cimicifuga foetida* L.的干燥根茎。秋季采挖，除去泥沙，晒至须根干时，燎去或除去须根，晒干。

【药性】　辛、微甘，微寒。归肺、脾、胃、大肠经。

【功效】　发表透疹，清热解毒，升举阳气。

【应用】　用于风热头痛，齿痛，口疮，咽喉肿痛，麻疹不透，阳毒发斑，脱肛，子宫脱垂。

【用法用量】 煎服，3~10g。

【使用注意】 麻疹已透、阴虚火旺，以及阴虚阳亢者均当忌用。

【现代研究】

1. 化学成分：本品主要含酚酸类成分：异阿魏酸，升麻酸 A，B，C，D，E；三萜及苷类成分：兴安升麻醇，色酮类：升麻素。

2. 药理作用：北升麻提取物具有解热、抗炎、镇痛、抗惊厥、升高白细胞、抑制血小板聚集及释放等作用。升麻对结核杆菌、金黄色葡萄球菌和卡他球菌有中度抗菌作用。升麻对氯乙酰胆碱、组织胺和氯化钡所致的肠管痉挛均有一定的抑制作用，还具有抑制心脏、减慢心率、降低血压、抑制肠管和妊娠子宫痉挛等作用。其生药与炭药均能缩短凝血时间。

【处方用名】 升麻、蜜升麻。

【炮制方法】

1. 升麻：取原药材，除去杂质，用清水略泡，洗净，润透，切厚片，干燥，筛去碎屑。

2. 蜜升麻：取炼蜜，用适量开水稀释，淋入升麻片内拌匀，闷润，置炒制容器内，用文火加热，炒至不粘手时，取出晾凉。每100kg升麻片，用炼蜜25kg。

【质量要求】 本品杂质不得过5%，水分不得过13.0%，总灰分不得过8.0%，酸不溶性灰分不得过4.0%，照醇溶性浸出物测定法（通则2201）项下的热浸法测定，用稀乙醇作溶剂，不得少于17.0%。

【炮制作用】 升麻生品升散作用甚强，以解表透疹，清热解毒之力胜。常用于外感风热头痛，麻疹初起，疹出不畅以及热毒发斑，头痛，牙龈肿痛，疮疡肿毒等多种病症。如治疗麻疹初起或发而不畅的升麻葛根汤（《阎氏小儿方论》）；治疗胃火牙痛的清胃散（《兰室秘藏》）；治大头瘟的普济消毒饮（《东垣试效方》）。

蜜升麻辛散作用减弱，升阳作用缓和而较持久，并减少对胃的刺激性。常用于中气虚弱的短气乏力，倦息以及气虚下陷的久泻脱肛，子宫下垂，或气虚不能摄血的崩漏等病症。如治疗气虚下陷的举元煎（《景岳全书》）。

【贮存】 置通风干燥处。

［苍耳子］

Xanthii fructus

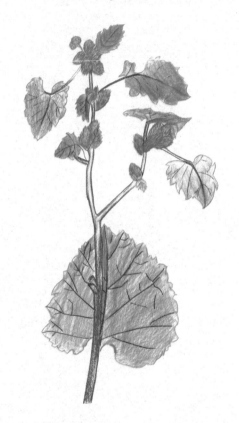

【来源】 本品为菊科植物苍耳 *Xanthium sibiricum* Patr.的干燥成熟带总苞的果实。秋季果实成熟时采收，干燥，除去梗、叶等杂质。

【药性】 辛、苦，温；有毒。归肺经。

【功效】 散风寒，通鼻窍，祛风湿，止痛。

【应用】 用于风寒头痛，鼻塞流涕，鼻鼽，鼻渊，风疹瘙痒，湿痹拘挛。

【用法用量】 煎服，3~10g。

【使用注意】 血虚头痛不宜服用。过量服用易致中毒。

【现代研究】

1. 化学成分：本品主要含脂肪酸类成分：棕榈酸，硬脂酸，油酸，亚油酸。还含苍耳苷、蜡醇等。

2. 药理作用：苍耳子煎剂有镇咳作用。本品小剂量有呼吸兴奋作用，大剂量则抑制。对心脏有抑制作用，使心率减慢，收缩力减弱。对兔耳血管有扩张作用；静脉注射有短暂降压作用。苍耳苷对正常大鼠、兔和犬有显著的降血糖作用。本品对金黄色葡萄球菌、乙型链球菌、肺炎双球菌有一定抑制作用，并有抗真菌作用。

3. 不良反应：本品有一定毒性。中毒主要为肾脏损害，引起氮质血症，使肝脏充血、脂肪变性，肝功能急剧损害，继发脑水肿，引起强直性痉挛，最后导致死亡。

【处方用名】 苍耳子、炒苍耳子。

【炮制方法】

1. 苍耳子：取原药材，除去杂质，用时捣碎。

2. 炒苍耳子：取净苍耳子，置炒制容器内，用中火加热，炒至焦黄

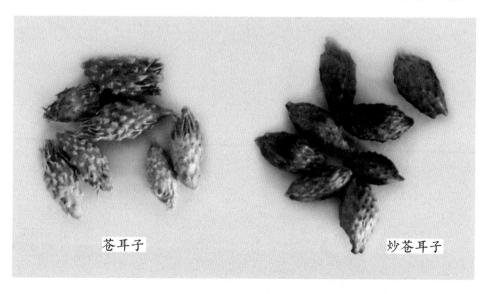

苍耳子　　　　　　　　　　　　　　　　炒苍耳子

色，刺焦时即可，碾去刺，筛净。用时捣碎。

【质量要求】 本品水分不得过 12%，总灰分不得过 5%。

【炮制作用】 苍耳子生品消风止痒力强，多用于皮肤痒疹、疥癣等皮肤病。如治疗疔疮初起的七星剑（《外科正宗》）。治白癜风和麻风，可用苍耳子煎汤内服（《医宗金鉴》）。

炒后可降低毒性，偏于通鼻窍，祛风湿止痛。常用于鼻渊头痛，风湿痹痛。如治鼻渊头痛的苍耳子散（《济生方》）。治风湿痹痛、关节不利挛急麻木，取苍耳子煎服有效（《食医心镜》）。

【贮存】 贮于干燥容器内，密闭，置通风干燥处。

［蔓荆子］
Viticis fructus

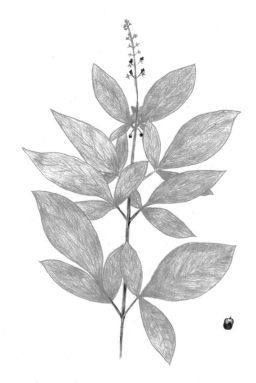

【来源】　本品为马鞭草科植物单叶蔓荆 *Vitex trifolia* L.var. *simplicifolia* Cham. 或蔓荆 *Vitex trifolia* L. 的干燥成熟果实。秋季果实成熟时采收，除去杂质，晒干。

【药性】　辛、苦，微寒。归膀胱、肝、胃经。

【功效】　疏散风热、清利头目。

【应用】　风热感冒头痛，目赤多泪，目暗不明，齿龈肿痛，头晕目眩。

【用法用量】　煎服，5~10g。

【现代研究】

1. 化学成分：本品主要含黄酮类成分：蔓荆子黄素，紫花牡荆素，蔓荆子蒿素，木犀草素，牡荆素等；脂肪酸类：棕榈酸，硬脂酸，油酸，亚麻酸。还含挥发油等。

2. 药理作用：蔓荆子有一定的镇静、止痛、退热作用。蔓荆子黄素有抗菌、抗病毒作用。蔓荆子叶蒸馏提取物具有增进外周和内脏微循环的作用。

【处方用名】 蔓荆子、炒蔓荆子。

【炮制方法】

1. 蔓荆子：取原药材，去净杂质，筛去灰屑。用时捣碎。

2. 炒蔓荆子：取净蔓荆子，置炒制容器内，用文火加热，炒至颜色加深，取出，搓去蒂下白膜（宿存萼）及枝梗，筛净。用时捣碎。

【质量要求】 本品杂质不得过2%，水分不得过14.0%，总灰分不得过7.0%，照醇溶性浸出物测定法项下的热浸法测定，用甲醇作溶剂，不得少于8.0%。

【炮制作用】 蔓荆子生品常用于治疗头痛、鼻塞，如香芷汤（《医醇剩义》）；治疗风热犯目、赤肿疼痛的洗肝明目散（《万病回春》）。

炒后缓和辛散之性，长于升清阳之气，祛风止痛。用于耳目失聪、风湿痹痛，偏正头痛。如芎菊上清丸（《中国药典》）。

【贮存】 贮于干燥容器内，密闭，置通风干燥处。

［葛　根］

Puerariae lobatae radix

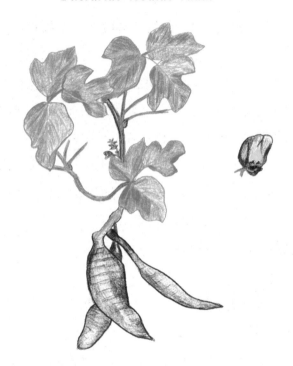

【来源】　本品为豆科植物野葛 *Pueraria lobata*（Willd.）Ohwi 的干燥根。习称野葛。秋、冬二季采挖，趁鲜切成厚片或小块；干燥。

【药性】　甘、辛，凉。归脾、胃、肺经。

【功效】　解肌退热，生津止渴，透疹，升阳止泻，通经活络，解酒毒。

【应用】　用于外感发热头痛，项背强痛，口渴，消渴，麻疹不透，热痢，泄泻，眩晕头痛，中风偏瘫，胸痹心痛，酒毒伤中。

【用法用量】　煎服，10~15g。

【现代研究】

1. 化学成分：本品主要含黄酮类成分：葛根素，黄豆苷元，黄豆苷，黄豆苷元 8-O-芹菜糖（1-6）葡萄糖苷等；乔豆素类：6，7 二甲基香豆素，6-牻牛儿苗基-7，4′-二羟基香豆素等。

2. 药理作用：葛根煎剂、葛根乙醇浸膏、葛根素等对实验性发热模型动物均有解热作用。葛根煎剂、醇浸剂、总黄酮、大豆苷、葛根素均能对抗垂体后叶素引起的急性心肌缺血。葛根总黄酮能扩张冠脉血管和脑血管，增加冠脉血流量和脑血流量，降低心肌耗氧量，增加氧供应。葛根能直接扩张血管，使外周阻力下降，而有明显降压作用，能较好缓解高血压病人的"项紧"症状。葛根素能改善微循环，提高局部微血流量，抑制血小板凝集。葛根所含不同成分分别具有收缩与舒张内脏平滑肌的作用。并有降血糖、降血脂、抗氧化等作用。

【处方用名】 葛根、粉葛根、煨葛根。

【炮制方法】

1. 葛根：取原药材，除去杂质，洗净。稍泡捞出润透，切厚片，晒。

2. 煨葛根

（1）湿纸煨：取葛根片或块，用三层湿纸包好。埋入无烟热火灰中，煨至星焦黑色，葛根呈微黄色时取出，去纸放凉，备用。

（2）麦麸煅：取麦麸撒入热锅中，用中火加热，待冒烟后，倒入葛根片，上面再撒麦麸煨至下层麦麸呈焦黄色时，随即用铁铲将葛根与麦麸不断翻动，至葛根片呈焦黄色时取出。筛去麦麸，放凉，备用。每 100kg 葛根，用麦麸 30kg。

【质量要求】 水分不得过 14.0%，总灰分不得过 7.0%，照醇溶性浸出物测定法项下的热浸法测定，用稀乙醇作溶剂，不得少于 24.0%。

【炮制作用】 生葛根长于解肌退热，生津止渴，透疹。用于外感表证及消渴。如治发热口渴的柴葛解肌汤（《医学心悟》）；治疗消渴证的玉泉丸（《万病回春》）。

葛根煨后减轻发散作用，增强止泻功能。多用于湿热泻痢、脾虚泄泻。如治腹泻的七味白术散（《六科准绳》）；治湿热泻痢的葛根芩连汤（《伤寒论》）。

【贮存】 贮干燥容器内，置通风干燥处。

［紫苏叶］
Perillae folium

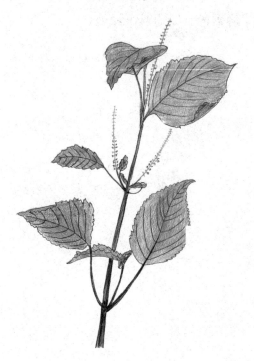

【来源】　本品为唇形科植物紫苏 *Perilla frutescens*（L.）Britt.的干燥叶（或带嫩枝）。夏季枝叶茂盛时采收，除去杂质，晒干。

【药性】　辛，温。归肺、脾经。

【功效】　解表散寒，行气和胃。

【应用】　用于风寒感冒，咳嗽呕恶，妊娠呕吐，鱼蟹中毒。

【用法用量】　煎服，5~10g，不宜久煎。

【现代研究】

1. 化学成分：本品主要含挥发油：紫苏醛，紫苏酮，苏烯酮，矢车菊素，莰烯，薄荷醇，薄荷酮，紫苏醇，二氢紫苏醇，丁香油酚等。

2. 药理作用：紫苏叶煎剂有缓和的解热作用；有促进消化液分泌，增进胃肠蠕动的作用；能减少支气管分泌，缓解支气管痉挛。本品水煎剂对大肠杆菌、痢疾杆菌、葡萄球菌均有抑制作用。能缩短血凝时间、血浆复钙时间和凝血活酶时间。紫苏油可使血糖上升。

【处方用名】 紫苏叶、苏叶。

【质量要求】 水分不得过 12.0%，含挥发油不得少于 0.40%（ml/g）。

【贮存】 置阴凉干燥处。

清 热 药

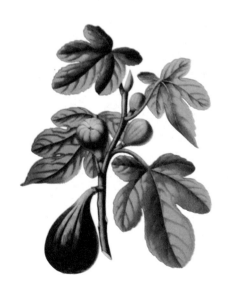

[黄　芩]
Scutellariae radix

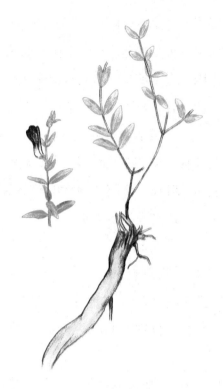

【来源】　本品为唇形科植物黄芩 *Scutellaria baicalensis* Georgi 的干燥根。春、秋二季采挖，除去须根和泥沙，晒后撞去粗皮，晒干。

【药性】　苦，寒。归肺、胆、脾、大肠、小肠经。

【功效】　清热燥湿，泻火解毒，止血，安胎。

【应用】　用于湿温、暑湿，胸闷呕恶，湿热痞满，泻痢，黄疸，肺热咳嗽，高热烦渴，血热吐衄，痈肿疮毒，胎动不安。

【用法用量】　煎服，3~10g。

【使用注意】　本品苦寒伤胃，脾胃虚寒者不宜使用。

【现代研究】

1. 化学成分：主要含黄芩苷、黄芩素（黄芩苷元）、汉黄芩素、汉黄芩苷、黄芩新素等黄酮类成分。此外，尚含苯乙酮、棕榈酸、油酸等挥发油成分、β-谷甾醇、黄芩酶等。

2. 药理作用：黄芩煎剂体外对金黄色葡萄球菌、溶血性链球菌、肺炎双球菌等革兰阳性菌及大肠杆菌、痢疾杆菌、绿脓杆菌等革兰阴性菌均有不同程度的抑制作用；黄芩煎剂、水浸出物体外对甲型流感病毒、乙肝病毒亦有抑制作用；黄芩苷、黄芩苷元对急、慢性炎症均有抑制作用，并能降低毛细血管的通透性，减少过敏介质的释放，具有显著抗过敏作用；黄芩水煎醇沉液、黄芩苷、黄芩总黄酮等具有明显的解热作用。此外，还具有镇静、保肝、利胆、降压、降脂、抗氧化等作用。

【处方用名】 黄芩、酒黄芩、黄芩炭。

【炮制方法】

1. 黄芩：取原药材，除去杂质，洗净。大小分档，置蒸制容器内隔水加热，蒸至"圆气"后半小时，质地软化，取出，趁热切薄片，干燥。或将净黄芩置沸水中煮10分钟，取出，闷8~12小时，至内外湿度一致时，切薄片，干燥。

2. 酒黄芩：取黄芩片，加黄酒拌匀，稍闷，待酒被吸尽后，用文火炒至药物表面微干，深黄色，嗅到药物与辅料的固有香气，取出，晾凉。每100kg黄芩片，用黄酒10kg。

3. 炒黄芩：取黄芩片，置锅中，用文火加热，炒至深黄色，取出，放凉。

4. 黄芩炭：取黄芩片，置热锅内，用武火加热，炒至药物外面黑褐色，里面深黄色，取出。

【质量要求】 水分不得过12.0%，总灰分不得过6.0%，照醇溶性浸出物测定法项下的热浸法测定，用稀乙醇作溶剂，不得少于40.0%。

【炮制作用】 生黄芩清热泻火解毒力强，用于热病，湿温、黄疸，泻痢和乳痈发背。如治三焦热盛，壮热烦躁的黄连解毒汤（《外台秘要》）；治湿热阻于肝胆，全身黄疸的必效散（《仁斋直指方》）。

酒制入血分，并可借黄酒升腾之力，用于上焦肺热及四肢肌表之湿热；同时，因酒性大热，可缓和黄芩的苦寒之性，以免伤害脾阳，导致腹泻。如治肺热咳嗽的黄芩泻肺汤（《张氏医通》）。

炒黄芩，偏于清热泻火安胎，多用于气分热造成的胎动不安。常与白术、当归等配伍。

黄芩炭，以清热止血为主，用于崩漏下血，吐血衄血。如治血热妄行之吐血衄血，崩中漏下及血痢的荷叶丸（《经验方》）。

【贮存】 置通风干燥处，防潮。

［金银花］

Lonicerae japonicae flos

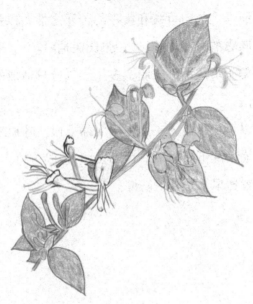

【来源】　本品为忍冬科植物忍冬 *Lonicera japonica* Thunb.的干燥花蕾或带初开的花。夏初花开放前采收，干燥。

【药性】　甘，寒。归肺、心、胃经。

【功效】　清热解毒，疏散风热。

【应用】　用于痈肿疔疮，喉痹，丹毒，热毒血痢，风热感冒，温病发热。

【用法用量】　煎服，6~15g。

【使用注意】　脾胃虚寒及气虚疮疡脓清者忌用。

【现代研究】

1. 化学成分：主要含绿原酸、异绿原酸、咖啡酸等有机酸，木犀草素、金丝桃苷等黄酮，三萜皂苷，挥发油等。

2. 药理作用：本品所含绿原酸类化合物等成分对金黄色葡萄球菌、溶血性链球菌、痢疾杆菌、霍乱弧菌等多种致病菌均有一定的抑制作用；有一定的抗流感病毒、柯萨奇病毒等作用；其水煎液、口服液和注射液有不同程度的退热作用，明显提高小鼠腹腔巨噬细胞吞噬百分率和吞噬指数；绿原酸类化合物有显著利胆作用，皂苷有保肝作用；银花炭混悬液有显著止血作用；有降低胆固醇作用；还有抗生育、兴奋中枢、促进胃液分泌等作用。

【处方用名】 金银花、双花。

【炮制方法】

1. 金银花：取原药材，除去杂质，筛去灰屑。

2. 金银花炭：取净金银花，置炒制容器内，用中火加热，炒至表面焦褐色，喷淋少许清水，灭尽火星，取出晾干，凉透。

【质量要求】 水分不得过 12.0%，总灰分不得过 10.0%，酸不溶性灰分不得过 3.0%，重金属及有害元素照铅、镉、砷、汞、铜测定法（原子吸收分光光度法或电感耦合等离子体质谱法）测定，铅不得过 5mg/kg；镉不得过 0.3mg/kg；砷不得过 2mg/kg；汞不得过 0.2mg/kg；铜不得过 20mg/kg。

【炮制作用】 生金银花常用于外感风热，温病发热，肺热咳嗽，喉痹，疔疮痈肿诸毒，热毒下痢等。

炒炭后寒性减弱，并具涩性，有止血作用，多用于血痢，崩漏，亦可用于吐血、衄血。

【贮存】 置阴凉干燥处，防潮，防蛀。

[决明子]

Cassiae semen

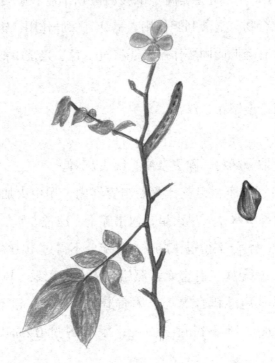

【来源】 本品为豆科植物决明 *Cassia obtusifolia* L.或小决明 *Cassia tora* L.的干燥成熟种子。秋季采收成熟果实，晒干，打下种子，除去杂质。

【药性】 甘、苦、咸，微寒。归肝、大肠经。

【功效】 清热明目，润肠通便。

【应用】 用于目赤涩痛，羞明多泪，头痛眩晕，目暗不明，大便秘结。

【用法用量】 煎服，9~15g。

【使用注意】 气虚便溏者不宜用。

【现代研究】

1. 化学成分：本品主含大黄酚、大黄素、大黄素甲醚、芦荟大黄素、大黄酸、决明素、美决明子素等蒽醌类化合物。并含决明苷、甾醇类及硬脂酸、棕榈酸、油酸、亚油酸等。

2. 药理作用：本品具有降血脂和抗动脉粥样硬化作用，可降低实验动物总胆固醇和甘油三酯，抑制动脉粥样硬化斑块形成。决明子水浸出液、醇浸出液有降血压作用。决明子粉、煎剂及流浸膏均有泻下和抗菌作用。决明子醇提物具有保肝作用，对实验动物血清 AST、ALT 的升高有降低作用。决明子水煎剂具有减肥作用，能抑制营养性肥胖大鼠体质量的增加，提高胰岛素抵抗，但不影响食欲。

【处方用名】 决明子、草决明、炒决明子。

【炮制方法】

1. 决明子：取原药材，去净杂质，洗净，干燥。用时捣碎。

2. 炒决明子：取净决明子，置炒制容器内，用中火加热，炒至颜色加深，断面浅黄色，爆鸣声减弱并有香气逸出时，取出即可。

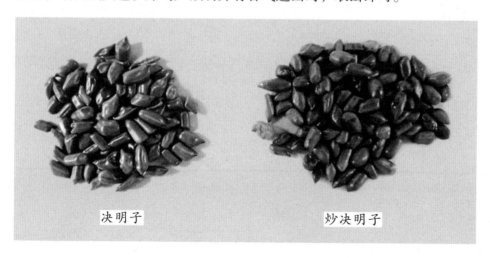

决明子　　　　　　　　　　　炒决明子

【质量要求】 水分不得过 15.0%，总灰分不得过 5.0%，黄曲霉毒素照黄曲霉毒素测定法测定。本品每 1000g 含黄曲霉毒素 B1 不得过 5μg，

黄曲霉毒素 G_2、黄曲霉毒素 G_{11}、黄曲霉毒素 B_2 和黄曲霉毒素 B_1 总量不得过 $10\mu g$。

【炮制作用】 生决明子长于清肝热，润肠燥。用于目赤肿痛，大便秘结。如治疗肝火上冲，目赤肿痛，羞明多泪的决明子汤（《圣济总录》）及用于风热上扰而致目痒红肿疼痛的清上名目丸（《万病回春》）。治肠燥便秘或热结便秘，可用生品大剂量打碎水煎服或与火麻仁或瓜蒌仁合用。

炒决明子缓和寒泻之性，有平肝养肾的功效。可用于头痛、头晕、青盲内障。如治肝肾亏损、青盲内障的石斛夜光丸（《中成药制剂手册》）；高血压头痛、头晕，可用决明子炒黄，水煎代茶饮（《江西草药》）。

【贮存】 置干燥处。

［绵马贯众］

Dryopteridis crassirhizomatis rhizoma

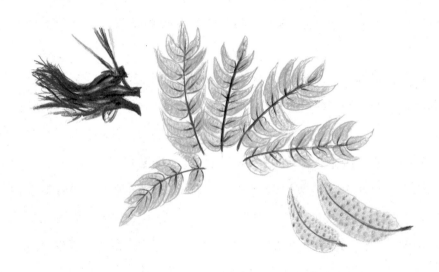

【来源】 本品为鳞毛蕨科植物粗茎鳞毛蕨 *Dryopteris crassirhizoma* Nakai 的干燥根茎和叶柄残基。秋季采挖，削去叶柄，须根，除去泥沙，晒干。

【药性】 苦，微寒；有小毒。归肝、胃经。

【功效】 清热解毒，止血，驱虫。

【应用】 用于时疫感冒，风热头痛，温毒发斑，血热崩漏，虫积腹痛，疮疡。

【用法用量】 煎服，5~10g。

【使用注意】 本品有小毒，用量不宜过大。服用本品时忌油腻。脾胃虚寒者及孕妇慎用。

【现代研究】

1. 化学成分：主要含间苯三酚类衍生物：黄绵马酸、绵马素、白绵马素、新棉马素，黄酮，三萜，挥发油，树脂等。

2. 药理作用：本品有抗病毒、抗菌、抗肿瘤作用；绵马素对无脊椎动物平滑肌有毒性，能使绦虫、钩虫麻痹变硬，而达到驱肠虫效用；东北贯众素有抗血吸虫作用；其提取物有较强的收缩子宫、抗早孕及堕胎作用。

3. 不良反应：粗茎鳞毛蕨根茎所含多种间苯三酚衍生物有一定毒性。绵马酸主要作用于消化系统和中枢神经系统，大剂量时可损害视神经，引起失明，大脑白质也可受损。中毒的主要表现为：轻者头痛，头晕，腹泻，腹痛，呼吸困难，黄视或短暂失明，重者有谵妄、昏迷、黄疸、肾功能损伤，四肢强直，阵发性惊厥，终因呼吸衰竭而死亡。中毒后恢复缓慢，可造成永久性失明。本品中毒原因主要是用量过大，以及用药前未经品种鉴定，误用毒性大的贯众，或没有掌握应用宜忌等。预防中毒应注意剂量，尤其小儿用于驱虫时，应按千克体重计算；孕妇、体质虚弱、消化道溃疡者慎用；肝肾功能不全者禁用；因其品种复杂，毒性不一，故应进行品种鉴定以防中毒；另外脂肪可加速有毒成分的吸收而使毒性增大，服用本品时忌油腻。

【处方用名】 贯众、贯众炭。

【炮制方法】

1. 贯众：取原药材，除去杂质，洗净，润透，切厚片或小块，干燥，筛去碎屑。

2. 贯众炭：取贯众片或块，大小分开，分别置炒制容器内，用武火加热，炒至表面焦黑色，内部焦褐色，喷淋少许清水，灭尽火星，取出，晾干。

【质量要求】 水分不得过 12.0%，总灰分不得过 7.0%，酸不溶性灰分不得过 3.0%，照醇溶性浸出物测定法项下的热浸法测定，用稀乙醇作溶剂，不得少于 25.0%。

【炮制作用】 贯众生品长于驱虫，清热解毒。用于肠道寄生虫，风热感冒，湿热发斑，痄腮，热毒疮疡等。

贯众炭寒性减弱，涩味增大，用于止血。用于衄血、吐血、便血、崩漏等多种出血。

【贮存】 置通风干燥处。

泻下药

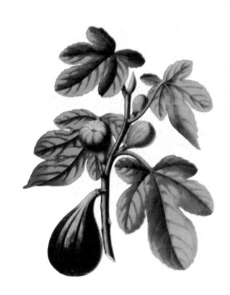

［火麻仁］
Cannabis fructus

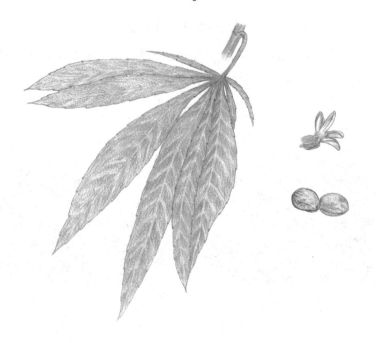

【来源】 本品为桑科植物大麻 *Cannabis sativa* L.的干燥成熟种子。秋季果实成熟时采收，除去杂质，晒干。生用或炒用。

【药性】 甘，平。归脾、胃、大肠经。

【功效】 润肠通便。

【应用】 用于血虚津亏，肠燥便秘。

【用法用量】 煎服，10~15g。

【使用注意】 肠滑者忌服。

【现代研究】

1. 化学成分：主要含脂肪油约30%，油中含有大麻酚，植酸。

2. 药理作用：有润滑肠通的作用，同时在肠中遇碱性肠液后产生脂肪酸，刺激肠壁，使蠕动增加，从而达到通便作用。本品还能降低血压以及阻止血脂升高。

【处方用名】 火麻仁、麻子仁、麻仁、大麻仁、炒火麻仁、炒麻仁。

【炮制方法】

1. 火麻仁：取原药材，除去杂质，筛去灰屑。用时捣碎。

2. 炒火麻仁：取净火麻仁，置炒制容器内，用文火加热，炒至呈微黄有香气，取出，放凉，用时捣碎。

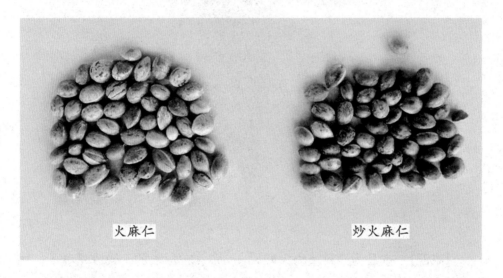

火麻仁　　　　　　　　　　　炒火麻仁

【炮制作用】 火麻仁味甘，性平。归脾、胃、大肠经。具有润肠通便的功能。用于血虚津亏，肠燥便秘。生品、制品功用一致。

炒火麻仁可提高煎出效果。如治疗肠燥便秘的麻子仁丸（《伤寒论》），原方中麻子仁生用，临床作汤剂时常炒用。

【贮存】 贮干燥容器内，密闭，置阴凉干燥处，防热，防蛀。

［甘 遂］

Kansui radix

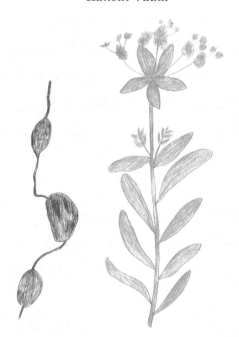

【来源】 大戟科植物甘遂 *Euphorbia kansui* T. N. Liou ex T.P.Wang 的干燥块根。春季开花前或秋末茎叶枯萎后采挖，除去外皮，晒干。生用或醋炙用。

【药性】 苦，寒；有毒。归肺、肾、大肠经。

【功效】 泻水逐肿，消肿散结。

【应用】 用于水肿胀满，胸腹积水，痰饮积聚，二便不利，风痰癫痫，痈肿疮毒。

【用法用量】 内服：宜入丸散，每次 0.5~1g。外用：适量，研末调敷。内服宜用炮制品。

【使用注意】 孕妇禁用，不宜与甘草同用。

【现代研究】

1. 化学成分：含四环三萜类化合物甘遂醇、大戟二烯醇；此外，尚含棕榈酸、柠檬酸、鞣质、树脂等。

2. 药理作用：甘遂能刺激肠管，增加肠蠕动，产生泻下作用。生甘遂乙醇浸膏对小鼠有较强的泻下作用，毒性亦较大，经醋炙后其泻下作用和毒性均有减低。甘遂萜酯 A、B 有镇痛作用。甘遂乙醇浸出物给妊娠豚鼠腹腔或肌肉注射，均有引产作用。甘遂的粗制剂对小鼠免疫系统的功能表现为明显的抑制作用。所含甘遂素 A、B 有抗白血病的作用。

【处方用名】 甘遂，漂甘遂，生甘遂，制甘遂，煮甘遂，醋甘遂，煨甘遂。

【炮制方法】

1. 生甘遂：取原药材，除去杂质，洗净，干燥，大小分档。

2. 醋甘遂：取净甘遂，加入定量的米醋拌匀，闷润至醋被吸收后，置炒制容器内，文火炒至微干，取出晾凉。用时捣碎。每 100kg 甘遂，米醋 30kg。

【炮制作用】 甘遂性寒，味苦；有毒。归肺、肾、大肠经。具泻下逐饮作用。生品药力峻烈，多入丸散。

醋甘遂毒性降低，峻泻作用缓和。用于腹水胀满，痰饮积聚，气逆咳喘，风痰癫痫，二便不利。如治疗腹水积满，小便短少，大便秘结的舟车丸（《景岳全书》）。

【贮存】 贮干燥容器内，封闭，阴凉干燥处；防虫蛀。

［京大戟］
Euphorbiae pekinensis radix

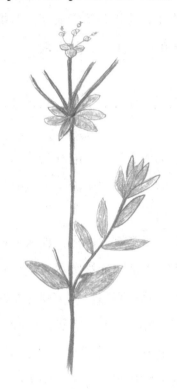

【来源】 本品为大戟科植物大戟 *Euphorbia pekinensis* Rupr.的干燥根。秋、冬两季采挖，洗净，晒干。

【药性】 苦，寒；有毒。归肺、脾、肾经。

【功效】 泻水逐饮，消肿散结

【应用】 用于水肿胀满，胸腹积水，痰饮积聚，气逆喘咳，二便不利。

【用法用量】 煎服，1.5~3g。入丸散服，每次 1g；内服醋炙用。外用适量，生用。

【使用注意】 孕妇禁用；不宜与甘草同用。

【现代研究】

1. 化学成分：含大戟苷、生物碱、树胶、树脂等。

2. 药理作用：本品乙醚和热水提取物有刺激肠管而导泻的作用；对妊娠离体子宫有兴奋作用；能扩张毛细血管，对抗肾上腺素的升压作用。

【处方用名】 生大戟、炙大戟、醋大戟

【炮制方法】

1. 京大戟：除去杂质，洗净，润透，切厚片，干燥。

2. 醋大戟

(1) 取净大戟片，加入定量的米醋拌匀，闷润至醋被吸尽后，置炒制容器内，用文火加热，炒干，取出晾凉，筛去碎屑。每100kg大戟片，用米醋30g。

(2) 取净大戟药材，置煮制容器内，加入定量的米醋和适量水，浸润1~2小时，用文火加热，煮至醋液被吸尽，内无白心时，取出，晾到6~7成干时，切厚片，干燥，筛去碎屑。每100kg大戟片，用米醋30g。

【炮制作用】 大戟性味苦，寒；有毒。归肺、脾、肾经。具有泻水逐饮，消肿散结的功能。用于水肿胀满，痰饮积聚，气逆喘嗽，二便不利。生大戟有毒，泻下力猛，临床仅作外用，用治蛇虫咬伤，热毒痈肿疮毒等证。

醋制降低毒性，缓和峻泻作用，用于水肿喘满，胸腹积水，痰饮结聚等证。如治水肿腹胀，悬饮属实证，重证的十枣汤（《伤寒论》）；治瘰疬痰核，痈疽肿毒的太乙紫金丹（《解科正宗》）。炒大戟药性缓和，便于粉碎，多入丸散剂用，如治腹水胶囊（《江苏省药品标准》1977年）。

【贮存】 置干燥处，防蛀。

［芫 花］
Genkwa flos

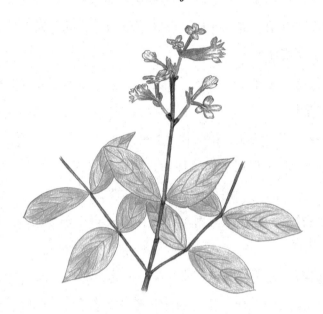

【来源】 本品为瑞香科植物 *Daphnegenkwa* Sieb. et Zucc.的干燥花蕾。春季花未开放时采收，除去杂质，干燥。

【药性】 辛苦，温，有毒。归肺、脾、肾经。

【功效】 泻水逐饮；外用杀虫疗疮。

【应用】 用于水肿胀满，胸腹积水，痰饮积聚，气逆咳喘，二便不利，痈肿冻疮。

【用法用量】 内服：煎汤，1.5~3g；或入丸、散。外用：研末调敷或煎水含漱。醋芫花研末吞服，一次0.6~0.9g，一日1次。外用适量。

【使用注意】 体质虚弱及孕妇禁服。不宜与甘草同用。

【现代研究】

1. 化学成分：本品含芫花酯甲、乙、丙、丁、戊，芫花素，羟基芫花素，芹菜素及谷甾醇；另含苯甲酸及刺激性油状物。

2. 药理作用：芫花素能刺激肠黏膜引起剧烈的水泻和腹痛。口服芫花煎剂可引起尿量增加，排钠量亦有增加。醋炙芫花的醇水提取物，对肺炎杆菌、溶血性链球菌、流行性感冒杆菌有抑制作用，水浸液对黄癣菌、大芽孢菌等皮肤真菌有抑制作用，芫花素能引起狗的子宫伸缩；芫花还有镇静、镇咳、祛痰作用。

【处方用名】　芫花、炙芫花、醋芫花

【炮制方法】

1. 生芫花：拣净杂质，筛去泥土。

2. 醋芫花：取净芫花，加醋拌匀，润透，置锅内用文火炒至醋吸尽，呈微黄色，取出，晾干。芫花每 100kg，用醋 25kg。

【质量要求】　生芫花饮片醇溶性浸出物不得少于 20.0%，芫花素不得少于 0.20%。

【炮制作用】　芫花性味苦、辛，温；有毒。归脾、肺、肾经。具有泻水逐饮，解毒杀虫的功能。生芫花峻泻逐水力较猛，较少内服，多外用。如外敷秃疮，头癣等，以芫花末、猪脂和涂之（《集效方》）；治痈，以芫花末、和胶如粥敷之（《千金方》）。

醋制后，能降低毒性，缓和泻下作用和腹痛症状。多用于胸腹积水，水肿胀满，痰饮积聚，气逆咳喘，二便不利等症。如用于水湿内停的舟车丸（《古今医统》）；治湿痰壅滞的十枣汤（《伤寒论》）；治寒湿内壅，月经不通的芫花散（《沈氏尊生书》）；治疟母停水结癖，腹胁坚痛的消癖丸（《仁斋直指方》）。

【贮存】　贮干燥容器内，醋芫花密闭，置阴凉干燥处。防霉、防蛀。

［商　陆］

Phytolaccae radix

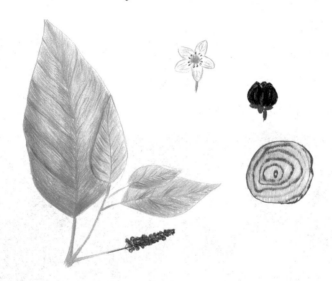

【来源】　本品为商陆科植物商陆 *Phytolacca acinosa* Roxb.或垂序商陆 *Phytolacca americana* L.的干燥根。秋季至次春采挖，除去须根及泥沙，切成块或片，晒干或阴干。

【药性】　苦，寒；有毒。归肺、脾、肾、大肠经。

【功效】　逐水消肿，通利二便，解毒散结。

【应用】　用于水肿胀满，二便不通；外治痈肿疮毒。

【用法用量】　煎服，3~9g。外用鲜品捣烂或干品研末涂敷。

【使用注意】　孕妇禁服。

【现代研究】

1. 化学成分：含商陆碱、三萜皂苷、加利果酸、甾族化合物、生物碱和大量硝酸钾。

2. 药理作用：本品有明显的祛痰作用；生物碱部分有镇咳作用；其

根提取物有利尿作用，有研究表明，本品的利尿作用与其剂量有关，小剂量利尿，而大剂量反使尿量减少；对痢疾杆菌、流感杆菌、肺炎双球菌及部分皮肤真菌有不同程度的抑制作用。

【处方用名】 生商陆、醋商陆。

【炮制方法】

1. 生商陆：洗净，稍浸泡，润透，切片。晒干。

2. 醋商陆：取净商陆片，置锅内加米醋煮之，至醋吸尽，再炒至微干。每 100kg 商陆片，用醋 30kg。

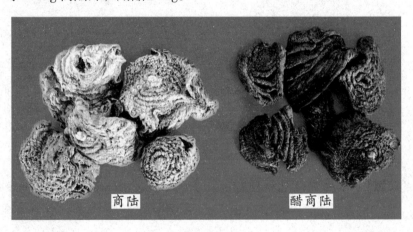

商陆　　　　　　醋商陆

【质量要求】 醋商陆饮片杂质不得超过 2.0%，水分不得超过 13.0%，酸不溶性灰分不得过 2.0%，水溶性浸出物不得少于 15.0%，商陆皂苷甲不得少于 0.20%。

【炮制作用】 商陆性味苦，寒；有毒。归肺、脾、肾、大肠经。具有逐水消肿，通利二便，解毒散结的功能。生品擅于消肿解毒，如治痈疽肿毒的商陆膏（《疡医大全》）。

醋炙后毒性降低，缓和峻泻作用，以逐水消肿为主。如治疗水气通身皆肿，二便不利的疏凿饮子（《济生方》）；治腹水胀满的商陆丸（《总录》）。

【贮存】 置干燥处，防霉，防蛀。

［千金子］

Euphorbiae semen

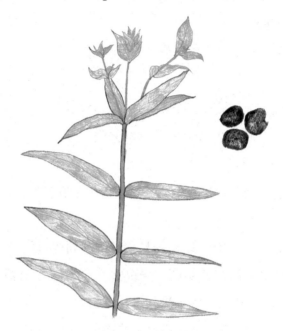

【来源】 本品为大戟科植物续随子 *Euphorbialathyris* L.的干燥成熟种子。夏、秋两季果实成熟时采收，除去杂质，干燥。

【药性】 辛，温，有毒。归肝、肾、大肠经。

【功效】 泻下逐水，破血消癥；外用疗癣蚀疣。

【应用】 用于水肿、痰饮积滞胀满、二便不通、血瘀闭经。

【用法用量】 生千金子，1~2g，去壳，去油用，多入丸散服；外用适量，捣烂敷患处。千金子霜 0.5~1g，多入丸散服；外用适量。

【使用注意】 孕妇禁服。

【现代研究】

1. 化学成分：含脂肪油 40%~50%，油中含毒性成分，油中分离出千金子甾醇，巨大戟萜醇-20-棕榈酸酯等，含萜的酯类化合物。又含白瑞香素、续随子苏素、马栗树皮苷等。

2. 药理作用：种子中的脂肪油，新鲜时无味，无色，但很快变恶臭而有强辛辣味，对胃肠有刺激，可产生峻泻，作用强度为蓖麻油的 3 倍，致泻成分为千金子甾醇。

【处方用名】 千金子、续随子、千金子霜

【炮制方法】

1. 生千金子：筛去灰屑，拣去杂质，去壳取仁。

2. 千金子：霜取拣净的千金子，搓去壳，碾碎，置蒸器内蒸透，用吸油纸包裹，压榨至油尽，碾细，过筛。

【质量要求】 千金子含千金子甾醇不得少于 0.35%。千金子霜含脂肪油应为 18.0%~20.0%。

【炮制作用】 千金子性味辛，温，有毒。归肝、肾、大肠经。具有逐水消肿，破血消癥，散结的功能。生品逐水消肿，破血消癥。但毒性较大，作用峻烈，多供外用，可用治顽癣，疣赘。

去油制霜后，缓和其泻下作用。并能降低毒性，临床上内服多用千金子霜，可配入丸散剂内服，用于水肿胀满，积聚癥块，诸疮肿毒。如治水肿胀满的（《摘玄方》）

【贮存】 贮干燥容器内，千金子霜瓶装或坛装，置阴凉干燥处。防蛀。生千金子按剧毒药管理方法管理。

［牵牛子］

Pharbitidis semen

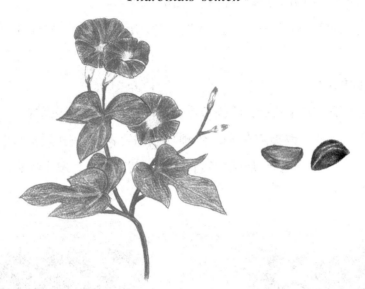

【来源】 本品为旋花科植物裂叶牵牛 *Pharbitisnil*（L.）Choisy.或圆叶牵牛 *Pharbitispurpurea*（L.）Voigt 的干燥成熟种子。秋末果实成熟、果壳未开裂时采割植株，晒干，打下种子，除去杂质。

【药性】 苦，寒；有毒。归肺经、肾经、大肠经。

【功效】 泻水通便，消痰涤饮，杀虫攻积。

【应用】 用于水肿胀满，二便不通，痰饮积聚，气逆喘咳，虫积腹痛，蛔虫、绦虫病。

【用法用量】 3~6g。水煎服。研末吞服，每次 0.5~1 克，每日 2~3 次。

【使用注意】 孕妇禁服。不宜与巴豆、巴豆霜同用。

【现代研究】

1. 化学成分：含牵牛子苷、牵牛子酸甲、没食子酸及生物碱麦角醇、裸麦角碱、喷尼棒麦角碱、异喷尼棒麦角碱、野麦碱。

2. 药理作用：牵牛子苷在肠内遇胆汁及肠液分解出牵牛子素，刺激肠道，增进蠕动，导致强烈的泻下；其黑丑、白丑泻下作用无区别。在体外实验，黑丑、白丑对猪蛔虫尚有一定驱虫效果。

【处方用名】　牵牛子、黑丑、白丑、二丑、草金铃、炒牵牛子、炒二丑。

【炮制方法】

1. 牵牛子：取净药材，除去杂质，洗净，干燥。用时捣碎。

2. 炒牵牛子：取净牵牛子，置预热炒制容器内，用文火加热，炒至有爆裂声，稍鼓起，颜色加深，微有香气，断面黄色，取出晾凉。用时捣碎。

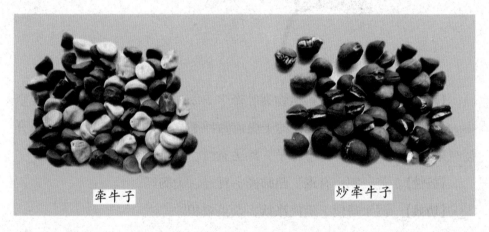

牵牛子　　　　　　　　　　炒牵牛子

【质量要求】　牵牛子饮片含水分不得过 10%，总灰分不得过 5%，醇溶性浸出物不得少于 15.0%。

炒牵牛子含水分不得过 8.0%，总灰分不得过 5%，醇溶性浸出物不得少于 12.0%。

【炮制作用】　牵牛子味苦，性寒，有毒。归肺、肾、大肠经。具有泻水通便，消痰涤饮，杀虫攻积的功能。生牵牛子长于逐水消肿，杀虫。用于水肿胀满，二便不通，虫积腹泻。

炒后降低毒性，药性缓和，免伤正气，以涤痰饮，消积滞见长，且炒后气香，消积之中略有健脾作用。可用于痰盛喘咳，饮食积滞。同时外壳破裂，质地酥脆，酶被破坏，易于粉碎和煎出有效成分，利于苷类成分保存（杀酶保苷）。

【贮存】 贮于干燥容器内，密闭，置通风干燥处。

祛风湿药

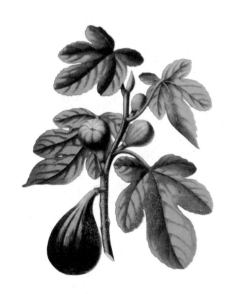

［川　乌］

Aconiti radix

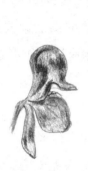 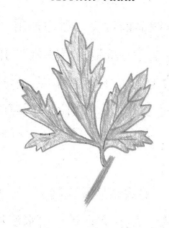 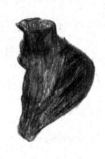

【来源】　本品为毛茛科植物乌头 *Aconitum carmichaelii* Debx.的干燥母根。6月下旬至8月上旬采挖，除去子根、须根及泥沙，晒干。

【药性】　辛、苦，热。归心、肝、脾、肾经。

【功效】　祛风除湿，温经，散寒止痛。

【应用】　用于风寒湿痹，骨节疼痛，肢体麻木，半身不遂，头风头痛，心腹冷痛，寒疝作痛，跌打瘀痛，阴疽肿毒。并可用于麻醉止痛。

【贮存】　贮干燥容器内，置通风干燥处，防蛀。生川乌按毒性中药专管。

【用法用量】　内服：煎汤，3~9g；或研末，1~2g；或入丸、散。内服须炮制后用；入汤剂应先煎1~2h，以减低其毒性。外用：适量，研末或调敷。

【使用注意】　生品内服宜慎，孕妇忌用。制川乌孕妇慎用。不宜与半夏、川贝、浙贝、瓜蒌、天花粉、白芨、白蔹同用。

【现代研究】

1. 化学成分：本品含多种生物碱，主要为乌头碱，次乌头碱，新乌头碱等，以及乌头多糖 A、B、C、D 等。制川乌主含苯甲酰乌头原碱，苯甲酰次乌头原碱，苯甲酰新乌头原碱等。

2. 药理作用：川乌有明显的抗炎、镇痛作用，有强心作用，但剂量加大则引起心律失常，终至心脏抑制；乌头碱可引起心律不齐和血压升高，还可增强毒毛花苷 G 对心肌的毒性作用，有明显的毒性麻醉作用；乌头多糖有显著降低正常血压作用；注射液对胃癌细胞有抑制作用。

【处方用名】　生川乌、制川乌。

【炮制方法】

1. 生川乌：取原药材，除去杂质及残茎，洗净，捞出，干燥。

2. 制川乌：取净川乌，大小个分开，用水浸泡全内无干心，取出，置锅内，加水煮沸 4~6h 或置蒸笼内蒸 6~8h，至取大个及实心者切开内无白心，口尝微有麻舌感时，取出，晾至六成干，切厚片，干燥。

【质量要求】　制川乌含酯型生物碱以乌头碱计，不得过 0.15%，生物碱以乌头碱计不得少于 0.20%。

【炮制作用】　川乌性味辛、苦，热。归心、肝、脾、肾经。具有祛风除湿，温经，散寒止痛的功能。生川乌有大毒，多外用于风冷牙痛，疥癣，痈肿。如用醋渍后洗患处治痈肿（《外台秘要》）

制后毒性降低，可供内服。用于风寒湿痹，肢体疼痛，麻木不仁，心腹冷痛，疝痛，跌打剧痛。如治寒疝的乌头煎（《金匮要略》）；治寒湿历节及脚气疼痛，不可屈伸的乌头汤（《金匮要略》）。

【贮存】　贮干燥容器内，置通风干燥处，防蛀。生川乌按毒性中药专管。

［桑 枝］
Mori ramulus

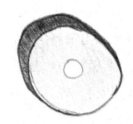

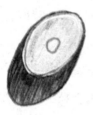

【来源】 本品为桑科植物桑 *Morusalba* L.的干燥嫩枝。春末夏初采收，去叶，晒干，或趁鲜切片，晒干。

【药性】 微苦，平。入肝经。

【功效】 祛风湿，利关节，行水气。

【应用】 用于风寒湿痹，四肢拘挛，脚气浮肿，肌体风痒。

【用法用量】 煎服，9~15g。外用，适量。

【现代研究】

1. 化学成分：桑枝含鞣质，蔗糖，果糖，水苏糖，葡萄糖，麦芽糖，棉子糖，阿拉伯糖，木糖等。近来从桑枝水提物中分得4个多羟基生物碱及2个氨基酸，7-氨基丁酸和L-天门冬氨酸。

2. 药理作用：桑枝有较强的抗炎活性，可提高人体淋巴细胞转化率，具有增强免疫的作用。

【处方用名】 桑枝、嫩桑枝、酒桑枝、炒桑枝

【炮制方法】

1. 桑枝：取原药材，除去杂质，稍浸，洗净，润透，切厚片，干燥。

2. 炒桑枝：取桑枝片，置锅内，用文火加热，炒至微黄色，取出放凉。

3. 酒桑枝：取净桑枝片，用黄酒拌匀，闷润透，置锅内，用文火加热，炒至黄色，取出放凉。每桑枝 100kg，用黄酒 12kg。

【质量要求】 桑枝饮片水分不得过 10.0%，总灰分不得过 4.0%，醇溶性浸出物不得少于 3.0%。

【炮制作用】 桑枝性味微苦，平。归肝经。生品以祛血中风热为主，可用于风热入营血所致遍体风痒，肌肤干燥，紫白癜风。多煎汤外洗或炼膏涂抹，也可内服。如治内外障及翳膜，赤脉，昏涩的洗眼方（《圣济总录》）；治紫癜风的桑枝煎（《圣惠方》）。

炒桑枝善达四肢经络，通利关节，用于肩臂关节酸痛麻木，水肿脚气等。如治风湿热痹，尤宜上肢臂痛，单用本品炒香煎服（《本事方》）；治水气、脚气亦以桑条炒香水煎（《圣济总录》）；治筋骨酸痛，四肢麻木或脚气水肿的桑枝膏（《景岳全书》）。

酒炙后，增强祛风除湿，通络止痛的作用。如治风寒湿痹，关节疼痛，四肢拘挛的桑尖汤（《中药临床应用》）。

【贮存】 贮干燥容器内，置通风干燥处。酒桑枝密闭，置阴凉干燥处。

［草 乌］

Aconiti kusnezoffii radix

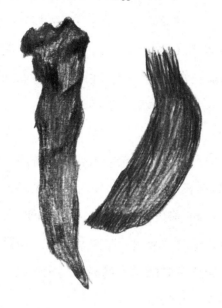

【来源】 为毛茛科植物北乌头 *Aconitum kusnezoffii* Reichb.的干燥块根。秋季茎叶枯萎时采挖，除去须根和泥沙，干燥。

【药性】 辛、苦，热。归心、肝、肾、脾经。

【功效】 祛风除湿，温经止痛。

【应用】 用于风寒湿痹，关节疼痛，心腹冷痛，寒疝作痛及麻醉止痛。

【用法用量】 内服，煎汤，3~6g；或入丸、散。外用，适量，研末调敷，或用醋、酒磨涂。内服须炮制后用，入汤剂应先煎 1~2 小时，以减低毒性。

【使用注意】 生品内服宜慎，孕妇忌用。制草乌孕妇慎用。不宜与半夏、川贝、浙贝、瓜蒌、天花粉、白芨、白蔹同用。

【现代研究】

1. 化学成分：乌头各部分含生物碱，其中主为乌头碱。乌头碱水解后生成乌头原碱、醋酸及苯甲酸。

2. 药理作用：草乌有明显的抗炎、镇痛作用，有强心作用，但剂量加大则引起心律失常，终至心脏抑制；乌头碱可引起心律不齐和血压升高，还可增强毒毛花苷 G 对心肌的毒性作用，有明显的毒性麻醉作用；乌头多糖有显著降低正常血压作用；注射液对胃癌细胞有抑制作用。

【处方用名】 草乌、生草乌、制草乌

【炮制方法】

1. 生草乌：取原药材，除去杂质及残茎，洗净，捞出，干燥。

2. 制草乌：取净草乌，大小个分开，用水浸泡全内无干心，取出，置锅内，加水煮沸 4~6h 或置蒸笼内蒸 6~8h，至取大个及实心者切开内无白心，口尝微有麻舌感时，取出，晾至六成干，切厚片，干燥。

【质量要求】 制草乌含酯型生物碱以乌头碱计，不得过 0.15%，生物碱以乌头碱计不得少于 0.20%。

【炮制作用】 草乌性味辛、苦、热；有大毒。归心、肝、脾、肾经。具有祛风除湿、温经止痛的功能。生草乌有大毒，多作外用。用于喉痹，痈疽，疔疮，瘰疬。如治痈疽肿毒的消肿止痛汤（《疡医大全》）。

制后毒性降低，可供内服。用于风寒湿痹，关节疼痛，心腹冷痛，跌打疼痛。如治寒湿痹痛的小活络丹（《全国中成药处方集》）。

【贮存】 贮干燥容器内，置通风干燥处，防蛀。生川乌按毒性中药专管。

［木　瓜］

Chaenomelis fructus

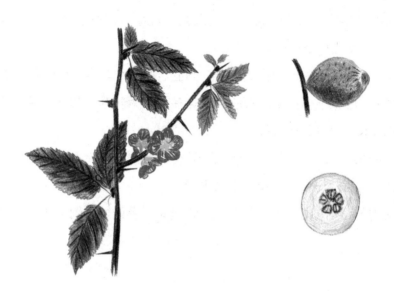

【来源】　本品为蔷薇科植物贴梗海棠 *Chaenomeles speciosa*(Sweet) Nakai 的干燥近成熟果实。夏、秋二季果实绿黄时采收，置沸水中烫至外皮灰白色，对半纵剖，晒干。

【药性】　酸、温。归肝、脾经。

【功效】　舒筋活络，和胃化湿。

【应用】　用于湿痹拘挛，腰膝关节疼痛，脚气浮肿，暑湿吐泻。

【用法用量】　煎服，6~9g。

【使用注意】　胃酸过多者不宜服用。

【现代研究】

1. 化学成分：本品含齐墩果酸，熊果酸，苹果酸，枸橼酸，酒石酸以及皂苷等。

2. 药理作用：木瓜混悬液有保肝作用；新鲜木瓜汁和木瓜煎剂对肠道菌和葡萄球菌有明显的抑制作用；其提取物对小鼠艾氏腹水癌及腹腔巨噬细胞吞噬功能有抑制作用。

【处方用名】 木瓜

【炮制方法】 取原药材，除去杂质，洗净，略泡，蒸透，趁热切薄片，干燥，筛去碎屑。

【炮制作用】 木瓜性味酸、温。归肝、脾经。具有平肝舒筋、和胃化湿的功能。用于湿痹拘挛，腰膝关节疼痛，吐泻转筋，脚气水肿。如治吐泻转筋的木瓜汤（《三因方》）。

木瓜质地坚硬，水分不易渗入，软化时久泡则损失有效成分。蒸制软化后切片较易，其片形美观，容易干燥。

【贮存】 贮干燥容器内，密闭，置通风干燥处。防潮、防蛀。

［威灵仙］

Clematidis radix et rhizoma

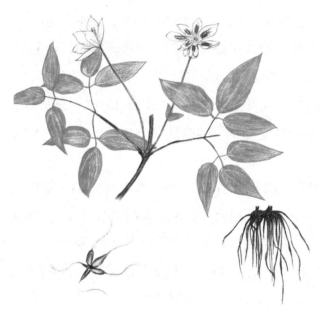

【来源】 为毛茛科植物威灵仙 *Clematis chinensis* Osbeck、棉团铁线莲 *Clematis hexapetala* Pall.或东北铁线莲 *Clematis manshurica* Rupr.的干燥根和根茎。

【药性】 辛、温。归肝、胃经。

【功效】 祛风除湿，止痛、止痒。

【应用】 用于风湿痹证，胃痛胀满，牙痛，腰痛，痛经，风疹，湿疹。

【用法用量】 煎服，3~12g，后下。

【使用注意】 孕妇慎用。

【现代研究】

1. 化学成分：本品含丹皮酚，异丹皮酚，徐长卿苷等。

2. 药理作用：本品有明显的镇静、镇痛、抗菌、消炎作用。并有改善心肌缺血、降血压、降血脂的作用。对肠道平滑肌有解痉作用。

【处方用名】 威灵仙、灵仙、酒威灵仙。

【炮制方法】

1. 威灵仙：取原药材，除去杂质，洗净，润透，切厚片或段，干燥。

2. 酒威灵仙：取威灵仙片或段，加黄酒拌匀，闷润至透，置锅内，用文火炒干，取出放凉。每威灵仙 10kg，用黄酒 10kg。

【质量要求】 威灵仙饮片水分不得过 15.0%，总灰分不得过 10.0%，酸不溶性灰分不得过 4.0%，醇溶性浸出物不得少于 15.0%，齐墩果酸和常春藤苷元不得少于 0.30%。

【炮制作用】 威灵仙性味辛、咸，温。具有利湿祛痰的功能。以消诸骨鲠咽为主。用于痰饮积聚，疟疾，骨鲠咽喉。如治停痰宿饮，喘咳呕逆，全不入食，配半夏、皂角、生姜同用（《本草纲目》）；治积湿停饮，常配葶苈子、半夏、皂角等同用（《本草正义》）；治诸骨鲠咽，威灵仙配伍砂仁和砂糖，水煎温服（《本草纲目》）。

酒炙后，增强祛风除痹，通络止痛的功能。用于风湿痹痛，肢体麻木，筋脉拘挛，屈伸不利。如治风湿痹痛，骨节不利，肢体疼痛的灵仙除痛饮（《沈氏尊生书》）；治腰脚疼痛久不愈的威灵仙散（《圣惠方》）；治腹内气血冷滞，久积癥瘕的灵仙散（《妇人良方大全》）。

【贮存】 贮干燥容器内，酒威灵仙密闭，置阴凉干燥处。

化 湿 药

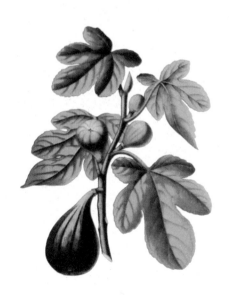

［厚　朴］

Magnoliae officinalis cortex

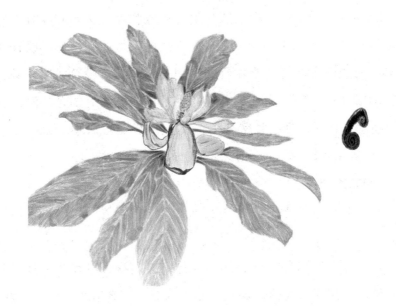

【来源】　本品为木兰科植物厚朴 *Magnolia officinalis Rehd. et Wils.* 或凹叶厚朴 *Magnolia officinalis Rehd. et Wils. var. bilobaRehd. et W ils.* 的干燥干皮、根皮及枝皮。4~6 月剥取，根皮和枝皮直接阴干；干皮置沸水中微煮后，堆置阴湿处，"发汗"至内表面变紫褐色或棕褐色时，蒸软，取出，卷成筒状，干燥。

【药性】　苦、辛，温。归脾、胃、肺、大肠经。

【功效】　燥湿消痰，下气除满。

【应用】　用于湿滞伤中，脘痞吐泻，食积气滞，腹胀便秘，痰饮喘咳。

【用法用量】　煎服，3~10g。

【使用注意】　本品辛苦温燥湿，易耗气伤津，故气虚津亏者及孕妇当慎用。

【现代研究】

1. 化学成分：含挥发油约1%，油中主要含 β-桉油醇和厚朴酚。此外，还含有少量的木兰毒碱、厚朴碱及鞣质等。

2. 药理作用：厚朴的乙醚和甲醇提取物厚朴酚与和厚朴酚对致龋菌变形链球菌（Streptococusmatuans）有强抗菌作用和抗血小板作用；厚朴酚具有防止应激性胃功能障碍的作用；厚朴碱对横纹肌有松弛作用；和厚朴酚对体内二期致癌试验引起的小鼠皮肤肿瘤有明显的抑制作用；厚朴具有降压作用，降压时反射性地引起呼吸兴奋，心率增加。

【处方用名】 厚朴、川厚朴、姜厚朴、制厚朴

【炮制方法】

1. 厚朴：取原药材，刮去粗皮，洗净，润透，切丝，干燥，筛去碎屑。

2. 姜厚朴：取厚朴丝，加姜汁拌匀，闷润，待姜汁被吸尽后，置炒制容器内，用文火加热，炒干，取出晾凉。或者取生姜切片，加水煮汤，另取刮净粗皮的药材，扎成捆，置姜汤中，反复浇淋，并用微火加热共煮，至姜液被吸尽时取出，切丝，干燥。筛去碎屑。

每100kg厚朴，用生姜10kg。

【质量要求】

1. 厚朴：本品为丝条状。表面灰褐色或灰黄色。内表面紫棕色或紫褐色，较平滑，切面颗粒性。气香，味辛辣微苦。

厚朴饮片水分不得过10.0%，总灰分不得过5.0%，酸不溶性灰分不得过3.0%。厚朴酚与和厚朴酚含量不得少于1.6%。

2. 姜厚朴：色泽加深，略具有姜的辛辣气味。

姜厚朴饮片水分、总灰分、酸不溶性灰分含量同生品，厚朴酚与和厚朴酚含量不得少于1.6%。

【炮制作用】

厚朴性味苦、辛，温。归脾、胃、肺、大肠经。具有燥湿消痰，下气除满的功效。用于湿滞伤中，脘痞吐泻，食积气滞，腹胀便秘，痰饮喘咳。生品辛味峻烈，对咽喉有刺激性，故一般内服不生用。

厚朴姜炙后可消除对咽喉的刺激性，并增强宽中和胃的功效。多用于湿阻气滞，脘腹胀满或呕吐泻痢，积滞便秘，痰饮喘咳，梅核气等。如治湿滞脾胃的平胃散（《太平惠民和剂局方》）；治积滞便秘、腹中胀闷的厚朴三物汤（《金匮要略》）等。

【贮存】 置阴凉、通风干燥处。

［草 果］

Tsaoko fructus

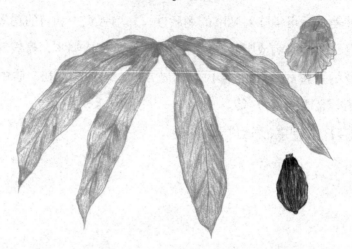

【来源】　本品为姜科植物草果 *Amomum tsao-ko Crevost et Lemaire* 的干燥成熟果实。秋季果实成熟时采收，除去杂质，晒干或低温干燥。

【药性】　辛，温。归脾、胃经。

【功效】　燥湿温中，截疟除痰。

【应用】　用于寒湿内阻，脘腹胀痛，痞满呕吐，疟疾寒热，瘟疫发热。

【用法用量】　煎服，3~6g。

【使用注意】　阴虚血燥者慎用。

【现代研究】

1. 化学成分：含挥发油，油中含 α-和 β-蒎烯、1，8-桉油素、对-聚伞花素等。此外含淀粉、油脂及多种微量元素。

2. 药理作用：本品含 α-和 β-蒎烯具有镇咳祛痰作用。1，8-桉油素有镇痛、解热、平喘等作用。β-蒎烯具有较强的抗炎作用，并有抗真菌作用。

【处方用名】 草果、草果仁、炒草果、姜草果。

【炮制方法】

1. 草果仁：取草果，除去杂质，用武火加热，炒至焦黄色并微鼓起，取出稍凉，去壳，取仁。用时捣碎。

2. 姜草果：取净草果仁，加姜汁拌匀，稍闷，待姜汁被吸尽后，置炒制容器内，用文火加热，炒至深黄色取出晾凉。用时捣碎。

每 100kg 草果仁，用生姜 10kg。

【质量要求】

1. 草果仁 本品为不规则的多角形颗粒，表面红棕色，偶附有淡黄色薄膜状的假种皮。质坚硬，具有特异香气，味辛辣微苦。

草果仁饮片水分不得过 10.0%，总灰分不得过 6.0%，挥发油不得少于 1.0%（mL/g）。

2. 姜草果仁 本品形如草果仁，呈棕褐色，略有焦斑，味辛辣，微苦。

姜草果仁饮片水分、总灰分同生品，挥发油不得少于 0.7%（mL/g）。

【炮制作用】 草果仁性味辛、温。归脾、胃经。具有燥湿散寒的功效。常用于疟疾、瘟疫初起。如治疟疾数发不止的截疟七宝饮（《伤寒保命集》）；治疗瘟疫初起的达原饮（《瘟疫论》）。

姜炙后燥烈之性有所缓和，温胃止呕之力增强。多用于寒湿阻滞脾胃，脘腹胀满疼痛、呕吐。如治疗寒湿中阻的草果饮（《太平惠民和剂局方》）；治胃脘痞胀，恶心呕吐，饮食不化的草果饮（《太平惠民和剂局方》）。

【贮存】 贮干燥容器内，密闭，置阴凉干燥处。

利水渗湿药

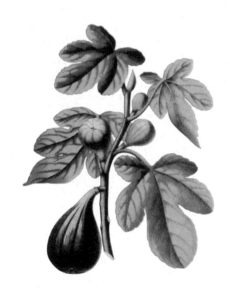

［灯心草］

Junci medulla

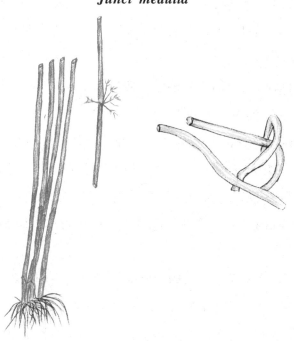

【来源】 本品为灯心草科植物灯心草 *Juncus effusus* L.的干燥茎髓。夏末至秋季割取茎，晒干，取出茎髓，理直，扎成小把。

【药性】 味甘、淡，性微寒。

【功效】 清心火，利小便。

【应用】 用于心烦失眠，尿少涩痛，口舌生疮。

【用法用量】 1~3g。

【使用注意】 气虚小便不禁者忌服。

【炮制方法】

1. 灯心草：除去杂质，剪段。

2. 灯心芯体：用人工抽取内芯，将内体芯白作为入药原料。

3. 炭制:

（1）取净灯心草，置煅锅内，密封，烟煅至透，放凉，取出。

（2）取灯心草置锅中，上再盖锅1只，置大火上煅至两锅合缝处无油渗出时，将两锅上下翻转（不能漏气，否则易成灰），使原上覆之锅直接受火煅，此时又有油渗出，直至无油渗出时（约4小时），放凉隔夜取出即可。

（3）取灯心草置铁桶或砂锅内，四周涂3cm厚的黄泥，周围加炭火烧红，放置3天，打开取炭即可。

（4）取青竹节锯断，一端留节，一端留空，将灯心剪去头塞入，使紧（否则成白灰），用酒缸泥调水封口，置破锅内（先将锅底敲6-7个洞，洞上盖剪下的灯心头），用火烧至青竹成炭，取出扔地上则竹炭自动脱下，取灯心炭装入缸内，盖上铁锅，边沿用酒缸泥封严，焖5-6天。用时再研细即可。

（5）取灯心草装入缸内（约六成满即可，太满则不易烧透），用火点燃，一见烧红，立即用湿麻布盖上，再加盖压紧，焖10分钟即可。

（6）取灯心草装入瓦罐中，用盖盖好，留一小孔点火燃烧，至灯心膨胀至罐口时，将罐闭紧，冷后取出即。

4. 朱砂制：取灯心段，置盆内喷淋清水少许，微润，加朱砂细粉，撒布均匀，并随时翻动，至外面挂匀朱砂为度，取出，晾干即得。

灯心草每10kg，用朱砂0.6kg。

5. 青黛制：取灯心段，置盆内喷淋清水少许，微润，加青黛粉，撒布均匀，并随时翻动，至表面控匀青黛为度，取出，晾干。

灯心草每10kg，用青黛1.5kg。

【质量要求】 灯心草水分含量不得过11.0%，总灰分不得过5.0%，醇溶性浸出物含量不得少于5.0%。

【炮制作用】 灯心草味甘、淡，性微寒。归心、肺、小肠经。具有清心火利小便作用。生品擅于利水通淋，多用于热淋、黄疸、水肿。朱砂拌制品以降火安神力强，多用于心烦失眠，小儿夜啼。灯心炭专用于清热敛疮，多作外用，治疗咽痹、乳蛾、阴疳。青黛拌制品偏于清热凉血，多用于尿血。

【贮存】 置干燥处。

温里药

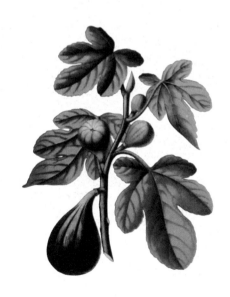

［附　子］

Aconiti lateralis radix praeparata

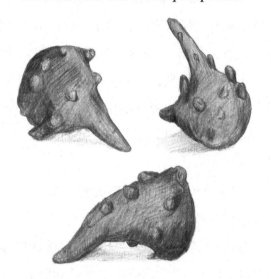

【来源】 本品为毛茛科植物乌头 *Aconitum carmichaelii* Debx.子根的加工品。6月下旬至8月上旬采挖，除去母根、须根及泥沙，习称"泥附子"，加工成下列规格：

1. 盐附子：选择个大、均匀的泥附子，洗净，浸入胆巴的水溶液中过夜，再加食盐，继续浸泡，每日取出晒晾，并逐渐延长晒晾时间，直至附子表面出现大量结晶盐粒（盐霜）、体质变硬为止。

2. 黑顺片：取泥附子，按大小分别洗净，浸入胆巴的水溶液中数日，连同浸液煮至透心，捞出，水漂，纵切成厚约 0.5cm 的片，再用水浸漂，用调色液使附片染成浓茶色，取出，蒸至出现油面、光泽后，烘至半干，再晒干或继续烘干。

3. 白附片：选择大小均匀的泥附子，洗净，浸入胆巴的水溶液中数日，连同浸液煮至透心，捞出，剥去外皮，纵切成厚约 0.3cm 的片，用水浸漂，取出，蒸透，晒干。

【药性】 辛、甘，大热；有毒。归心、肾、脾经。

【功效】 回阳救逆，补火助阳，散寒止痛。

【应用】 用于亡阳虚脱，肢冷脉微，心阳不足，胸痹心痛，虚寒吐泻，脘腹冷痛，肾阳虚衰，阳痿宫冷，阴寒水肿，阳虚外感，寒湿痹痛。

【用法用量】 煎服，3~15g；先煎，久煎，口尝至无麻辣感为度。

【使用注意】 本品辛热燥烈，孕妇慎用，阴虚阳亢者忌用。不宜与半夏、瓜蒌、贝母、白蔹、白及同用。生品外用，内服须经炮制。若内服过量，或炮制煎煮方法不当，可引起中毒。

【现代研究】

1. 化学成分：本品含乌头碱，中乌头碱，次乌头碱，异飞燕草碱、新乌宁碱，乌胺及尿嘧啶等。

2. 药理作用：附子煎剂、水溶性部分等，对蟾蜍及温血动物心脏均有明显的强心作用；附子水溶性部分能增加股动脉血流量，降低血管压力，对冠状血管有轻度扩大作用，其正丁醇、乙醇及水提取物对氯仿所致的小鼠室颤有预防作用；乌头属类生物碱能扩张四肢血管，因此对血压有双向影响。附子煎剂可减弱动物血压降低、心率减慢、心收缩力减慢等变化，而显著延长休克动物生存时间；还能抑制凝血和抗血栓的形成。附子有显著的抗炎作用；中乌头碱、乌头碱和次乌头碱均有镇痛的作用。附子能增强机体抗氧化能力，可提高小鼠体液免疫功能及豚鼠血清补体含量，具有抗衰老作用。

3. 不良反应：附子中多含乌头碱类化合物，具有较强的毒性，尤其表现为心脏的毒性。但经水解后形成的乌头碱，毒性则大大降低。乌头碱类结构属二萜类生物碱，具有箭毒样作用，既阻断神经肌肉接头传导，还具有乌头碱样作用，表现为心律失常、血压下降、体温降低、呼吸抑制、肌肉麻痹和中枢神经功能紊乱等。附子大剂量粗制生物碱可导致多种动物全身性及呼吸麻痹症状，主要表现为呼吸停止先于循环紊乱。附子中毒原因主要是误食或用药不慎（如剂量过大，煎煮不当，配伍失宜等）或个体差异等，严重可导致死亡。因此必须严格炮制，按规定的用法用量使用，才能保证用药安全。

【处方用名】 白附片、炮附片、淡附片

【炮制方法】

1. 炮附片：取砂置锅内，用武火炒热，加入净附片，拌炒至鼓起并微变色，取出，筛去砂，放凉。

2. 淡附片：取净附子，用清水浸漂，每日换水 2~3 次，至盐水漂净，与甘草、黑豆加水共煮至透心，切开后口尝无麻舌感，取出，除去甘草、黑豆、切薄片，干燥。

每 100kg 盐附子，用甘草 5kg，黑豆 10kg。

【质量要求】

1. 盐附子：本品呈圆锥形，长 4~7cm，直径 3~5cm。表面灰黑色，被盐霜，顶端有凹陷的芽痕，周围有瘤状突起的支痕。体重，横切面灰褐色，可见充满盐霜的小空隙及多角形形成层环纹，环纹内侧导管束排列不整齐。气微，味咸而麻，刺舌。

2. 黑顺片：本品为不规则纵切后片，上宽下窄，表面暗黄色，油润具光泽，半透明状，并有纵向导管束。质硬而脆，断面角质样，周边黑褐色气微，味淡。

3. 白附片：本品形如黑顺片，表面黄白色（无外皮），半透明。

4. 炮附片：本品形如黑顺片，表面色泽加深，略鼓起。

5. 淡附片：本品为不规则薄片，表面灰白色或灰褐色，味淡，口尝无麻舌感。乌头碱限量。

【炮制作用】 附子辛、甘，大热；有毒。归心、肾、脾经。具有回阳救逆，补火助阳、逐风寒湿邪的功效。用于亡阳虚脱，肢冷脉微，心阳不

足，胸痹心痛，虚寒吐泻，脘腹冷痛，肾阳虚衰，阳痿宫冷，阴寒水肿，阳虚外感，寒湿痹痛。生附子有毒，加工炮制后毒性降低，便于内服。产地加工成盐附子的目的是防治药物腐烂，利于贮存。加工成黑顺片、白附片后毒性降低，可直接入药。

炮附片以温肾暖脾为主，用于心腹冷痛，虚寒吐泻。如治虚寒的附子理中丸（《局方》）及治冷痢腹痛的温脾汤（《千金》）。

淡附片长于回阳救逆，散寒止痛。用于亡阳虚脱，肢冷脉微，阴寒水肿，阳虚外感，寒湿痹痛。如治厥逆亡阳的四逆汤（《药典》）；治寒湿痹痛的甘草附子汤（《伤寒》）；治阳虚水肿的八味肾气丸（《金匮》）。

【贮存】 盐附子密闭，置阴凉干燥处；黑顺片及白附片置干燥处，防潮。

［小茴香］

Foeniculif fructus

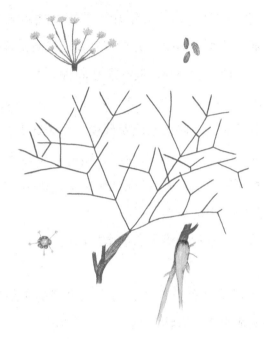

【来源】　本品为伞形科植物茴香 *Foeniculum vulgare* Mill.的干燥成熟果实。秋季果实初熟时采割植株，晒干，打下果实，除去杂质。

【药性】　辛，温。归肝、肾、脾、胃经。

【功效】　散寒止痛，理气和胃。

【应用】　用于寒疝腹痛，睾丸偏坠，痛经，少腹冷痛，脘腹胀痛，食少吐泻。盐小茴香暖肾散寒止痛。用于寒疝腹痛，睾丸偏坠，经寒腹痛。

【用法用量】　煎服，3~6g。外用适量。

【使用注意】　阴虚火旺者慎用。

【现代研究】

1. 化学成分：本品含挥发油约 3%~6%，主要成分为反式茴香脑、柠檬烯、葑酮、爱草脑、γ-松油烯、α-蒎烯，月桂烯等。另含脂肪油约18%，其脂肪酸中主要为岩芹酸等。

2. 药理作用：本品对家兔在体肠蠕动有促进作用；十二指肠或口服给药对大鼠胃液分泌及 Shay 溃疡和应激性溃疡胃液分泌有抑制作用；能促进胆汁分泌，并使胆汁固体成分增加；其挥发油对豚鼠气管平滑肌有松弛作用，并能促进肝组织再生；另有镇痛及乙烯雌酚样作用等。

【处方用名】 小茴香、小茴、茴香、盐茴香。

【炮制方法】

1. 小茴香：取原药材，除去杂质及残梗。筛去灰屑。

2. 盐茴香：取净茴香，加盐水拌匀，略闷，待盐水被吸尽后，置炒制容器内用文火炒至微黄色，有香气溢出时，取出晾凉。

每 100kg 小茴香，用盐水 2kg。

有报道提出采用盐水浸润烘干法或微炒法炮制。

【质量要求】

1. 小茴香：本品为背部隆起，并有 5 条纵棱的小果实。表面黄绿色或淡黄色，易分离成半瓣。有特殊香气，味辛微甜。

小茴香饮片水分不得过 8.0%，挥发油不得少于 1.5%（mL/g），反式茴香脑不得少于 1.4%。

2. 盐小茴香：本品形如小茴香，微鼓起，颜色加深，偶有焦斑，香气浓，略具咸味。

盐小茴香饮片总灰分不得过 12.0%，反式茴香脑不得少于 1.3%。

【炮制作用】 小茴香性味辛，温。归肝、肾、脾、胃经。具有理气和胃的功效。常用于胃寒呕吐，小腹冷痛，脘腹胀痛。如治脾元冷滑，久泄腹痛的大圣散（《普济方》）；用于小腹冷癖的茴香丸（《杂病源流犀烛》）。

盐炙后辛散作用稍缓，专行下焦，长于温肾驱寒，疗疝止痛。常用于疝气疼痛，睾丸坠痛，肾虚腰痛。如治睾丸肿胀偏坠的香橘散（《张氏医通》）；治下元虚冷，要洗疼痛，消瘦无力的茴香子丸（《太平圣惠方》）。

有报道提出采用盐水浸润烘干法或微炒法炮制。

【贮存】 置干燥容器内，密闭，置通风干燥处。防潮。

［吴茱萸］

Euodiae fructus

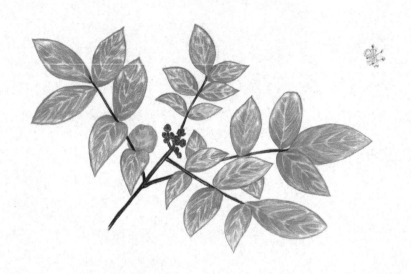

【来源】 本品为芸香科植物吴茱萸 *Euodia rutaecarpa*（*Juss.*）*Benth.*、石虎 *Euodia rutaecarpa*（*Juss.*）*Benth. var. officinalis*（*Dode*）*Huang* 或疏毛吴茱萸 *Euodia rutaecarpa*（*Juss.*）*Benth. var. bodinieri*（*Dode*）*Huang* 的干燥近成熟果实。8~11 月果实尚未开裂时，剪下果枝，晒干或低温干燥，除去枝、叶、果梗等杂质。

【药性】 辛、苦，热；有小毒。归肝、脾、胃、肾经。

【功效】 散寒止痛，降逆止呕，助阳止泻。

【应用】 用于厥阴头痛，寒疝腹痛，寒湿脚气，经行腹痛，脘腹胀痛，呕吐吞酸，五更泄泻。

【用法用量】 煎服，2~5g。外用适量。

【使用注意】 本品辛热燥烈，易耗气动火，故不宜多用、久服。阴虚有热者忌用，孕妇慎用。

【现代研究】

1. 化学成分：含挥发油，油中主要为吴茱萸烯、罗勒烯、月桂烯、吴茱萸内酯、吴茱萸内酯醇等。还含有吴茱萸酸、吴茱萸碱、吴茱萸次碱、异吴茱萸碱、吴茱萸碇酮、吴茱萸精、吴茱萸苦素。

2. 药理作用：本品甲醇提取物、水煎剂有抗动物实验性胃溃疡的作用；水煎剂对药物性导致动物胃肠痉挛有明显的镇痛作用；其煎剂、蒸馏液和冲剂过滤后，分别给正常兔、犬和实验性肾型高血压犬进行注射，均有明显的降压作用；煎剂给犬灌胃，也呈明显降压作用；能抑制血小板聚集，抑制血小板血栓及纤维蛋白血栓形成；吴茱萸次碱和脱氢吴茱萸碱对家兔离体及在体子宫有兴奋作用；在猫心肌缺血后，吴茱萸及吴茱萸汤具有一定的保护心肌缺血的作用。

3. 不良反应：吴茱萸含有多种生物碱，对中枢神经有兴奋作用，大量可致神经错觉、视力障碍等。中毒后主要表现为：强烈的腹痛、腹泻、视力模糊、错觉、脱发、胸闷、头疼、眩晕或猩红热样药疹。吴茱萸中毒原因的主要是用量过大或使用生品。

【处方用名】 吴茱萸、制吴茱萸

【炮制方法】

1. 吴茱萸：取原药材，除去杂质，洗净，干燥。

2. 制吴茱萸

（1）甘草制吴茱萸：甘草片或适当捣碎，加适量水，煎汤去渣，加入净吴茱萸，闷润吸尽后置热锅内，用文火炒至微干，取出，晒干。

每 100kg 净吴茱萸，用甘草 6kg。

（2）盐制吴茱萸：取净吴茱萸，置于适宜容器内，加入盐水拌匀，置锅内用文火加热，炒至裂开，稍鼓起时，取出放凉。泡至裂开或煮沸至透，汤液被吸尽，再用文火炒至微干，取出，晒干。

每 100kg 净吴茱萸，用食盐 3kg。

【质量要求】

1. 吴茱萸：本品呈球形或略呈五角状扁球形，顶端中凹。外表暗黄绿色，或绿黑色，粗糙。香气浓烈，味辛辣微苦。甘草制吴茱萸，色泽加深，气味稍淡。杂质不得过 7%，水分不得过 15.0%，总灰分不得过 10.0%。

2. 盐制吴茱萸：本品表面色泽加深，香气浓郁，味辛辣而微咸。

【炮制作用】 吴茱萸辛、苦，热；有小毒。归肝、脾、胃、肾经。具有散寒止痛，降逆止呕，助阳止泻的功效。生品有小毒，多外用。以散寒定痛力强，用于口腔溃疡，牙痛，湿疹。如用吴茱萸煎酒含漱，治牙齿疼痛（《食疗本草》）。

经炮制后，能降低毒性，缓和燥性，用于厥阴头痛，寒疝腹痛，寒湿脚气，经行腹痛，脘腹胀满，呕吐吞酸，五更泄泻。如治厥阴头痛的吴茱萸汤（《伤寒论》）；治胁肋胀痛，吞酸呕吐，脘痞嗳气的左金丸（《中药成药制剂手册》）。

【贮存】 贮干燥容器内，密闭，置通风干燥处。

［丁　香］

Caryophylli flos

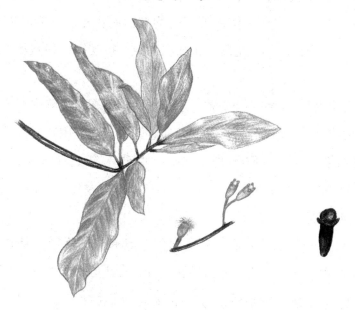

【来源】　本品为桃金娘科植物丁香 *Eugenia caryophyllata* Thunb.的干燥花蕾。当花蕾由绿色转红时采摘，晒干。

【药性】　辛，温。归脾、胃、肺、肾经。

【功效】　温中降逆，补肾助阳。

【应用】　用于脾胃虚寒，呃逆呕吐，食少吐泻，心腹冷痛，肾虚阳痿。

【用法用量】　1~3g，内服或研末外敷。

【使用注意】　不宜与郁金同用。

【现代研究】

1. 化学成分：含挥发油 16%~19%，油中主要成分是丁香油酚、乙酰丁香油酚，微量成分有丁香烯醇、庚酮、水杨酸甲脂、α-丁香烯、胡椒酚、苯甲醇、苯甲醛等。

2. 药理作用：本品内服能促进胃液分泌，增强消化力，减轻恶心呕吐，缓解腹部气胀，为芳香健胃剂；其水提物、醚提取物均有镇痛抗炎的作用；丁香酚有抗惊厥的作用；其煎剂对葡萄球菌、链球菌及白喉、变形、绿脓、大肠、痢疾、伤寒等杆菌均有抑制作用，并有较好的杀螨作用；另有抗血小板聚集、抗凝、抗血栓形成、抗腹泻、利胆和抗缺氧等作用。

【处方用名】 丁香、公丁香、丁子香、雄丁香、支解香。

【炮制方法】 取原药材，除去杂质，筛去灰屑，用时捣碎。

【质量要求】 杂质不得过 4%，水分不得过 12.0%，含丁香酚（$C_{10}H_{12}O_2$）不得少于 11.0%。

【炮制作用】

丁香性味辛，温。归脾、胃、肾经。具有温中降逆，补肾助阳的功能。用于脾胃虚寒、呃逆呕吐，脘腹冷痛，食少吐泻，肾虚阳痿等症。临床多生用。如治虚寒呕逆的丁香柿蒂汤（《症因脉治》）；治肾经不足，齿断不固的丁香石燕子散（《御药院方》）。

炮制后可洁净药材，便于调剂。

【贮存】 贮阴凉干燥处。

［花　椒］

Zanthoxyli pericarpium

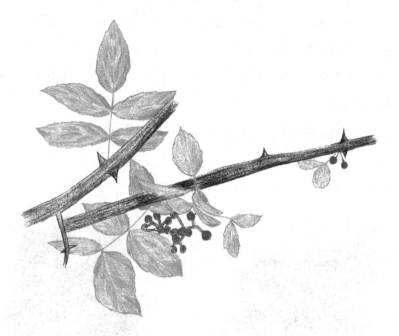

【来源】　本品为芸香科植物青椒 *Zanthoxylum schinifolium* Sieb. et Zucc.或花椒 *Zanthoxylum bungeanum* Maxim.的干燥成熟果皮。秋季采收成熟果实，晒干，除去种子和杂质。

【药性】　辛，温。归脾、胃、肾经。

【功效】　温中止痛，杀虫止痒。

【应用】　用于脘腹冷痛，呕吐泄泻，虫积腹痛；外治湿疹，阴痒。

【用法用量】　煎服，3~6g。外用适量，煎液熏洗。

【使用注意】　本品辛热且香燥，孕妇慎服，阴虚火旺者忌服。

【现代研究】

1. 化学成分：果皮中挥发油的主要成分为柠檬烯，占总油量的

25.10%，1，8-桉叶素占 21.98%，月桂烯占 11.99%，还含 α-蒎烯，β-蒎烯等。

2. 药理作用：本品具有抗动物实验性胃溃疡；对动物离体小肠有双向调节作用，小剂量时兴奋，大剂量时抑制；并有镇痛抗炎的作用；其挥发油对 11 种皮肤癣菌和 4 种深部真菌均有一定的抑菌和杀死作用，其中羊毛小孢子菌和红色毛癣菌最敏感。

【处方用名】 花椒、蜀椒、南椒、川椒、炒花椒、炒川椒

【炮制方法】

1. 花椒：取原药材，除去椒目（另作药用）、果柄及杂质。

2. 炒花椒：取净花椒，置炒制容器内，用文火炒至出汗，呈油亮光泽，颜色加深，有香气溢出时，取出晾凉。

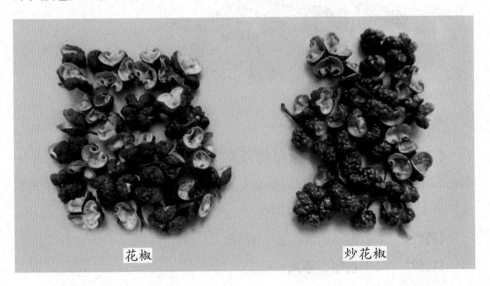

花椒　　　　　　　　　　炒花椒

【质量要求】

1. 花椒：本品略呈球形，裂开为两半状。外表灰绿色子暗绿色，散有多数油点及细密网状隆起的皱纹，内表面类白色。气香，味甜而辛（青椒）。或外表紫红色至棕红色，散有多数疣状突起的油点。内表面淡黄色。气香，味麻辣（花椒）。本品含挥发油不得少于 1.5%（mL/g）。

2. 炒花椒：本品形如花椒，颜色加深，具油亮光泽，香气更浓。

【炮制作用】 花椒辛，温。归脾、胃、肾经。温中止痛，杀虫止痒。用于脘腹冷痛，呕吐泄泻，虫积腹痛，蛔虫症；生品辛热之性甚强，外用杀虫止痒作用较强。用于疥疮、湿疹或皮肤瘙痒。如治妇女阴溃疡、漆疮、过敏性皮炎、疥虫感染的一扫光（《奇方类编》）；治疗妇人阴痒不可忍的椒茱汤（《医统》）。

炒后可减毒，辛散作用稍缓，长于温中散寒，驱虫止痛。用于脘腹寒痛，寒湿泄泻，虫积腹痛或吐蛔。如治胸中大寒痛、呕吐不能食的大建中汤（《金匮要略》）；治胸中气满，心痛引背的蜀椒丸（《外台秘要》）；治蛔厥证的乌梅丸（《注解伤寒论》）。

【贮存】 贮于干燥容器内，密闭，置通风干燥处。

理 气 药

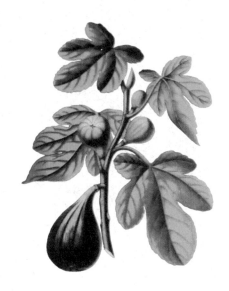

［青 皮］

Citri reticulatae pericarpium viride

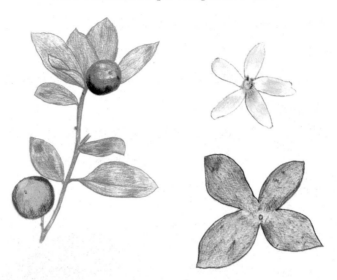

【来源】　本品为芸香科植物橘 *Citrus reticulata Blanco* 及其栽培变种的干燥幼果或未成熟果实的果皮。5~6 月收集自落的幼果，晒干，习称"个青皮"；7~8 月采收未成熟的果实，在果皮上纵剖成四瓣至基部，除尽瓤瓣，晒干，习称"四花青皮"。

【药性】　苦、辛，温。归肝、胆、胃经。

【功效】　疏肝破气，消积化滞。

【应用】　用于胸胁胀痛，疝气疼痛，乳癖，乳痈，食积气滞，脘腹胀痛。

【用法用量】　煎服，3~10g。醋炙用增强疏肝止痛之功。

【使用注意】　孕妇慎用。

【现代研究】

1. 化学成分：本品所含主要成分与陈皮相似。另外含多种氨基酸，如天冬氨酸、谷氨酸、脯氨酸等。

2. 药理作用：本品含挥发油能刺激胃肠道，促进消化液分泌及胃肠积气排除呈健胃作用。柠檬烯、对羟福林具有祛痰、松弛支气管平滑肌（平喘）的作用。其注射液具有显著的升压作用。

【处方用名】 青皮、醋青皮、麸炒青皮

【炮制方法】

1. 青皮：取原药材，除去杂质，洗净，闷润，切厚片或丝，晒干。筛去碎屑。

2. 醋青皮：取青皮片或丝，加入定量的米醋拌匀，闷润至醋被吸尽后，置炒制容器内，文火加热，炒干，取出晾凉。筛去碎屑。

每100kg青皮片或丝，用米醋20kg。

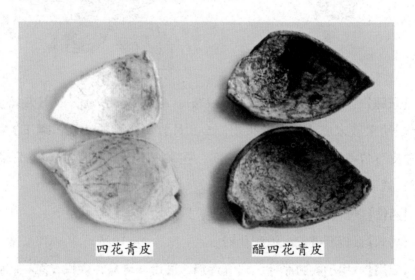

四花青皮　　　　　醋四花青皮

【质量要求】

1. 青皮：本品为类圆形厚片或不规则丝状，外表皮灰绿色或墨绿色，切面果皮黄白色或淡黄棕色，外援有油点1~2列。质硬。气清香，味酸苦、辛。

青皮饮片水分不得过11.0%，橙皮苷不得少于4.0%。含橙皮苷（$C_{28}H_{34}O_{15}$）

不得少于 3.0%。

2. 醋青皮：色泽加深，微有醋气。

醋青皮饮片橙皮苷不得少于 3.0%。水分不得过 11.0%，含橙皮苷（$C_{28}H_{34}O_{15}$）不得少于 3.0%。

【炮制作用】 青皮性味苦、辛，温。归肝、胆、胃经。具有疏肝破气，消积化滞的功效。生品性烈，辛散破气力强，疏肝之中兼有发汗作用，以破气消积为主。如治疗食积不化，胃脘痞闷胀痛的青皮丸（《沈式尊生书》）；治脘腹痞满胀痛，内有癥积的青皮汤（《医学入门》）；治乳痈初起的青皮散（《疡科选粹》）。

【贮存】 贮干燥容器内，密闭，置阴凉干燥处。

［木 香］
Aucklandiae radix

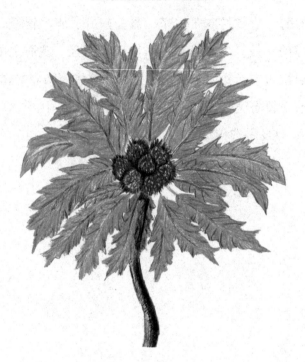

【来源】 本品为菊科植物木香*Aucklandia lappa* Decne.的干燥根。秋、冬两季采挖，除去泥沙和须根，切段，大的再纵剖成瓣，干燥后撞去粗皮。

【药性】 辛、苦，温。归脾、胃、大肠、三焦、胆经。

【功效】 行气止痛，健脾消食。

【应用】 用于胸胁、脘腹胀痛，泻痢后重，食积不消，不思饮食。煨木香实肠止泻。用于泄泻腹痛。

【用法用量】 煎服，3~6g。生用行气力强，煨用实肠止泻，用于泄泻腹痛。

【使用注意】 阴虚津液不足者慎服。

【现代研究】

1. 化学成分：本品含挥发油，主要为萜内酯类成分；还有烯类成分，少量的酮、醛、酚等化合物。木香中还含有天冬氨酸、谷氨酸、γ-氨基丁酸等 20 种氨基酸，以及胆胺，木香萜胺 A、B、C、D、E，豆甾醇，木香碱，树脂等。

2. 药理作用：木香对急、慢性胃溃疡有显著的抑制作用。煨木香具有显著的抗腹泻作用。木香挥发油、醇提物、乙醚提取物有抑菌作用；醇提物具有抗炎作用。此外，还具有抗肿瘤、抗血管、抑制血小板聚集等作用。

【处方用名】 木香、广木香、云木香、煨木香

【炮制方法】

1. 木香：取原药材，除去杂质，洗净，闷润至透，切厚片，晾干。筛去碎屑。

2. 煨木香：取未干燥的木香片，平铺于吸油纸上，一层木香片一层纸，如此间隔平铺数层，上下用平坦木板夹住，以绳捆扎结实，使木香与吸油纸紧密接触，放烘干室或温度较高处，煨至木香所含挥发油渗透到纸上，取出木香，放凉，备用。

3. 麸炒木香：先将锅烧热，均匀撒入定量麦麸，用中火加热，炒至起烟时将木香片投入锅内，炒至深黄色，见有焦斑时，迅速取出，筛去焦麦麸，摊凉。每 100kg 木香片，用麦麸 25kg。

4. 面煨木香：取面粉加水适量，做成面团，压成薄片，将木香饮片逐个包裹，置炒动灵活的滑石粉中煨制，待面皮呈金黄色时取出，筛去滑石粉，剥去面皮，放凉，备用。

【质量要求】

1. 木香：本品呈类圆形或不规则的厚片。外表皮黄棕色至灰褐色，

有纵皱纹。切面棕黄色至棕褐色，中部有明显菊花心状的放射纹理，形成层环棕色，褐色油点（油室）散在。气香特异，味微苦。

2. 煨木香：本品呈棕黄色，气微香。

3. 麸炒木香：本品表面呈深黄色。

4. 面煨木香：本品表面呈金黄色。

总灰分不得过 4.5%；用高效液相法测定含木香烯内酯（$C_{15}H_{20}O_2$）和去氢木香内酯（$C_{15}H_{18}O_2$）总量不得少于 1.5%。

【炮制作用】

木香性味辛、苦，温。归脾、胃、大肠经。具有行气止痛，健脾消食的功效。生木香行气作用强，多用于脘腹胀痛，如木香槟榔丸（《儒门事亲》）、大香连丸（《太平惠民和剂局方》）。

煨后除去部分油脂，实肠止泻作用增强，多用于脾虚泄泻、肠鸣腹痛等，如泻痢导滞散（《全国中药成药处方集》）。

【贮存】 贮密闭干燥容器内，防霉，防蛀。

［荔枝核］

Litchi semen

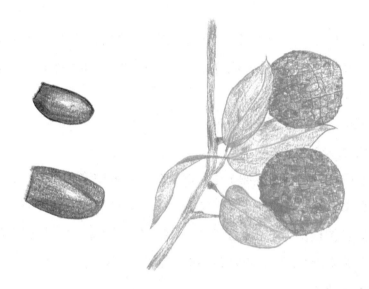

【来源】　本品为无患子科植物荔枝 *Litchi chinensis* Sonn. 的干燥成熟种子。夏季采摘成熟果实，除去果皮和肉质假种皮，洗净，晒干

【药性】　甘、微苦，温。归肝、肾经。

【功效】　行气散结，祛寒止痛。

【应用】　用于寒疝腹痛，睾丸肿痛。

【用法用量】　5~10g。用时捣碎。水煎服。

【使用注意】　不宜空腹服用。

【现代研究】

1. 化学成分：本品含多糖、总皂苷、黄酮类化合物等。

2. 药理作用：荔枝核及其效部位具有降血糖、调血脂、抗氧化、抑制病毒、抗肿瘤及抗肝损伤等药理作用。

【处方用名】 荔枝核、盐荔枝核

【炮制方法】

1. 荔枝核：取原药材，除去杂质，洗净，干燥。用时捣碎。

2. 炒荔枝核：取净荔枝核置锅内，用文火炒至微焦，取出放凉。用时捣碎。

3. 盐荔枝核：取净荔枝核捣碎，用盐水拌匀，闷透，置锅内，用文火加热，炒干，取出放凉；或将荔枝核洗净，用盐水煮沸至盐水被吸尽为度，取出干燥，捣碎。

每 100kg 荔枝核，用食盐 2kg。

【质量要求】

1. 荔枝核呈长圆形或卵圆形，略扁。表面棕红色或紫红色，有光泽。一端有类圆形黄棕色的种脐，直径约 7mm。质硬。味微甘而苦涩。

2. 盐荔枝核呈碎块状，断面棕褐色，偶见焦斑，味苦涩而微咸。炒荔枝核形如荔枝核，表面棕褐色，微有焦斑。

【炮制作用】

荔枝核性味甘、微苦，温。归肝、肾经。具有行气散结，祛寒止痛的功能。用于寒疝腹痛，睾丸肿痛，胃脘痛，痛经及产后腹痛。生品偏于治疗肝气郁滞，胃脘疼痛。如用于心腹胃脘久痛，屡触屡发的荔香散（《景岳全书》）；用于寒凝气滞所致的脘腹疼痛及疝气胀痛的十香丸（《实用中成药》）。

盐荔枝核偏入肝经血分，行血中之气，长于疗疝止痛。如用于疝痛、睾丸肿痛的疝气内消丸（《中药成药制剂手册》）。

【贮存】 贮干燥容器内，盐荔枝核密闭，置通风干燥处。防蛀。

【备注】 部分地区用荔枝核炭，古代多用其炮制品治气滞血瘀的经前腹痛或产后腹痛，如治妇人血气刺痛的蠲痛散（《妇人良方》）。

［玫瑰花］

Rosae rugosae flos

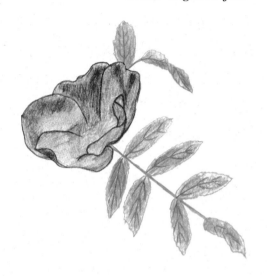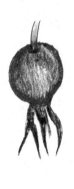

【来源】　本品为蔷薇科植物玫瑰 *Rosa rugosa* Thunb.的干燥花蕾。春末夏初花将开放时分批采摘，及时低温干燥。

【药性】　甘、微苦，温。归肝、脾经。

【功效】　行气解郁，和血，止痛。

【应用】　用于肝胃气痛，食少呕恶，月经不调，跌扑伤痛。

【用法用量】　煎服，3~6g。

【使用注意】　胃寒腹泻者不宜长期服用。

【现代研究】

1. 化学成分：本品含挥发油，主要为玫瑰油、香茅醇、牻牛儿醇，橙花醇、丁香油酚，苯乙醇。此外，还有槲皮苷、鞣质、脂肪酸、有机酸等。

2. 药理作用：玫瑰油能够促进大鼠胆汁分泌。

【处方用名】　玫瑰花、刺玫花

【炮制方法】　取原药材，除去杂质，摘去花柄及蒂，筛去灰屑。

【质量要求】　水分不得过 12.0%。总灰分不得过 7.0%。

【炮制作用】

玫瑰花性味甘、微苦，温。归肝、脾经。具有行气解郁，和血调经的功效。用于肝气郁结所致胸膈满闷，脘胁胀痛，乳房作胀，月经不调，痢疾，泄泻，带下，跌打损伤，痈肿等症。如治肝郁吐血，月汛不调的玫瑰膏（《饲鹤亭集方》）；与香附、川楝子、白芍水煎服治疗胃痛，与乌贼骨，白鸡冠花水煎服治白带（《山东中草药》）。

玫瑰花临床多生用，炮制后可洁净药材，便于调剂和制剂。

【贮存】　密闭，置阴凉干燥处。

［川楝子］

Toosendan fructus

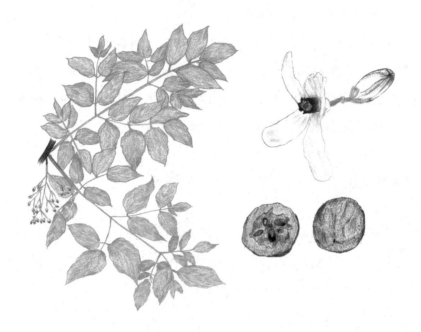

【来源】 本品为楝科植物川楝 *Melia toosendan Sieb.et Zucc.*的干燥成熟果实。冬季果实成熟时采收，除去杂质，干燥。

【药性】 苦，寒；有小毒。归肝、小肠、膀胱经。

【功效】 疏肝泄热，行气止痛，杀虫。

【应用】 用于肝郁化火，胸胁、脘腹胀痛，疝气疼痛，虫积腹痛。

【用法用量】 煎服，5~10g。外用适量，研末调涂。炒用寒性减低。

【使用注意】 本品有毒，不宜过量或持续服用。又因性寒，脾胃虚寒者慎用。

【现代研究】

1. 化学成分：本品含川楝素、黄酮、多糖、脂肪油等。

2. 药理作用：川楝子有松弛奥狄氏括约肌，收缩胆囊，促进胆汁排泄的作用；能兴奋肠管平滑肌，使其张力和收缩力增加；还具有驱虫的作用，作用持久缓慢，对猪蛔虫、蚯蚓、水蛭等有明显的杀灭作用；川楝子对金黄色葡萄球菌、多种致病性真菌有抑制作用；此外，尚有抗炎、镇痛、抗氧化、抗癌、抗生育的作用。

3. 不良反应：本品含有毒性成分川楝素、苦楝萜酮内酯等。对胃肠道有刺激作用，能够损伤肝脏，会阻断神经肌肉接头的正常传递功能，还会造成急性循环衰竭和中枢性呼吸衰竭而死亡。中毒较轻时，可见头晕、头痛、思睡、恶心呕吐、腹痛等，严重时会出现呼吸中枢麻痹，中毒性肝炎、内脏出血、精神失常等症状。

【处方用名】 川楝子、金铃子、炒川楝子。

【炮制方法】

1. 川楝子：取原药材，除去杂质。用时捣碎。

2. 炒川楝子：取川楝子片或碎块，用中火炒至焦黄色，取山，放凉。

3. 盐川楝子：取川楝子片或碎块，用盐水拌匀，润透，置锅中，文火炒至深黄色，取出，晾干。

4. 川楝子片或碎块每 100kg，用食盐 2kg。

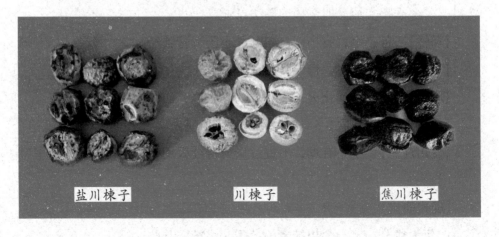

盐川楝子　　　　　　川楝子　　　　　　焦川楝子

【质量要求】

川楝子为类球形。表面金黄色或棕黄色，微有光泽，具深棕色小点，顶端有花柱残痕，基部凹陷。外果皮革质，果肉松软，淡黄色，遇水湿润有黏性。果核球形或卵圆形，质坚硬。气特异，味酸苦。

川楝子饮片水分不得过 12.0%。总灰分不得过 5.0%。川楝素含量应为 0.060%~0.20%。

炒川楝子为厚片或不规则碎块，表面焦黄色，发泡，有焦气，味苦涩。

炒川楝子水分不得过 10.0%。总灰分不得过 4.0%。川楝素含量应为 0.040%~0.20%。

盐川楝子：本品为厚片或不规则碎片，表面深黄色，味微咸。

【炮制作用】

川楝子生品有小毒，长于杀虫、疗癣，兼能止痛。用于虫积腹痛，头癣。如治小儿虫积的安虫散（《小儿药证直诀》）；治头癣以本品焙干为末，用猪油或麻油调成油膏，涂患处。

川楝子炒焦后可缓和苦寒之性，降低毒性，减少滑肠之弊，以疏肝理气止痛力胜。用于胁肋疼痛及胃脘疼痛。如治肝郁化热，心腹胁肋诸痛和肝肾阴亏而又肝气横逆所致之胸脘胁肋疼痛，吞酸吐苦。

盐炙后能引药下行，专于疗疝止痛。常用于疝气疼痛，睾丸坠痛。

【贮存】 贮干燥容器内，盐川楝子密闭，置通风干燥处。防霉，防蛀。

消食药

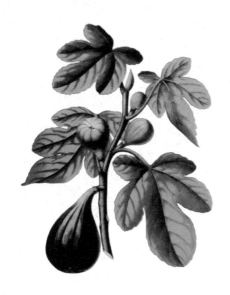

［莱菔子］

Raphani semen

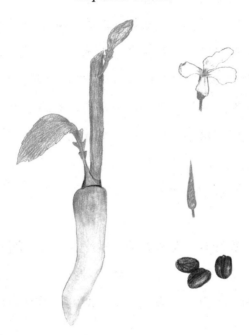

【来源】 本品为十字花科植物萝卜 *Raphanus sativus* L.的干燥成熟种子。全国各地均产。夏季果实成熟时采割植株，晒干，搓出种子，除去杂质，再晒干。

【药性】 辛、甘，平。归肺、脾、胃经。

【功效】 消食除胀，降气化痰。

【应用】 用于饮食停滞，脘腹胀痛，大便秘结，积滞泻痢，痰壅喘咳。

【用法用量】 煎服，5~12g。

【使用注意】 本品辛散耗气，故气虚及无食积、痰滞者慎用。不宜与人参同用。

【现代研究】

1. 化学成分：莱菔子含莱菔素、芥子碱、脂肪油（油中含大量芥酸、亚油酸、亚麻酸）、β-谷甾醇、糖类及多种氨基酸、维生素等。

2. 药理作用：莱菔子能增强离体兔回肠节律性收缩和抑制小鼠胃排空。还有祛痰、镇咳、平喘、改善排尿功能及降低胆固醇、防止动脉硬化等作用。在体外对多种革兰阳性菌和阴性菌均有较强的抗菌活性，同时对皮肤真菌有不同程度的抑制作用。本品体外与细菌外毒素混合后有明显的解毒作用，能中和破伤风毒素与白喉毒素。莱菔子提取液，有缓和而持续的降压作用，其注射液的降压作用，与药物浓度有关。但增大莱菔子剂量不能加大降压强度，只延长降压时间。

【处方用名】　莱菔子、萝卜子、炒莱菔子

【炮制方法】

1. 莱菔子：取原药材，除去杂质，洗净，干燥。用时捣碎。

2. 炒莱腹子：取净莱腹子，置炒制容器内，用文火加热，炒至微鼓起，质酥脆，断面浅黄色，有香气逸出时即可。用时捣碎。

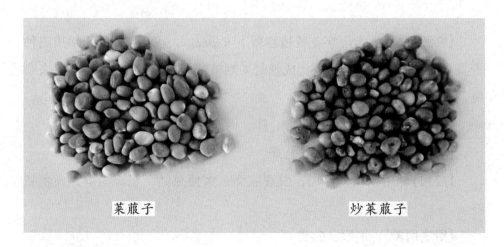

莱菔子　　　　　　　　　　　　　炒莱菔子

【质量要求】

1. 莱菔子，本品呈卵圆形或椭圆形，稍扁。表面黄棕色、红棕色或灰褐色。质较坚硬，破碎后有油性。味微苦辛。莱菔子饮片水分不得过8.0%，总灰分不得过6.0%，酸不溶性灰分不得过2.0%，醇溶性浸出物不得少于10.0%，含芥子碱以芥子碱硫氰酸盐计，不得少于0.40%。

2. 炒莱菔子，本品形如莱菔子，鼓起，颜色加深，质脆，有香气。炒莱子水分、总灰分、酸不溶性灰分、醇溶性浸出物、芥子碱含量同生品。

【炮制作用】 莱菔子的炮制是生升熟降的典型例子，生品能升能散，长于涌吐风痰。以本品为末，温水调服，可以宣吐风爽（《胜金方》）

炒莱菔子变升为降，如《本经逢原》所说"生能升，熟能降；生则吐风痰，熟则定痰嗽，皆利气之效"。主要是改变了涌吐痰涎的副作用，既缓和了药性，又利于粉碎和煎出。长于消食除胀、降气化痰。多用于食积腹胀，气喘咳嗽。如治疗食积不化的保和丸（《中国药典》）；治疗气喘咳嗽的三子养亲汤（《寿世保元》）。

【贮存】 贮干燥容器内，密闭，置通风干燥处。防蛀。

驱 虫 药

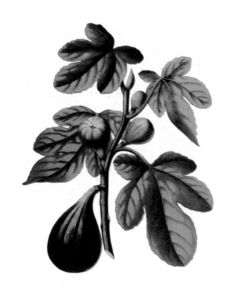

［使君子］

Quisqualis fructus

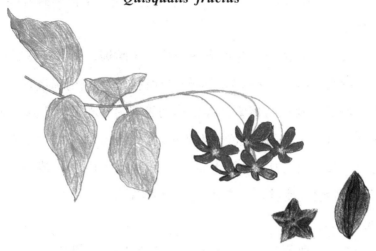

【来源】 本品为使君子科植物使君子 *Quisqualis indica* L. 的干燥成熟果实。主产于四川。9、10 月果皮变紫黑时采收，晒干。

【药性】 甘，温。归脾、胃经。

【功效】 杀虫消积。

【应用】 蛔虫病，蛲虫病，虫积腹痛，小儿疳积。

【用法用量】 使君子 9~12g，捣碎入煎剂；使君子仁 6~9g，多入丸散或单用，作 1~2 次分服。小儿每岁 1~1.5 粒，炒香嚼服，1 日总量不超过 20 粒。

【使用注意】 大量服用可致呃逆、眩晕、呕吐、腹泻等反应，若与热茶同服，亦能引起呃逆、腹泻，故服用时忌饮浓茶。

【现代研究】

1. 化学成分：种仁含使君子氨酸，约 0.5%，以钾盐形式存在，即使君子酸钾；脂肪油 23.9%，油中含油酸 48.2%，棕酸 29.2%，硬脂酸9.1%，肉豆蔻酸 4.5% 及花生酸、甾醇等。

2. 药理作用：10%使君子水浸膏可使蚯蚓麻痹或死亡；使君子仁提取物有较强的麻痹猪蛔头部的作用，麻痹前可见刺激现象，其有效成分为使君子氨酸钾；其所含吡啶类及油对人、动物均有明显的驱蛔效果；其粉有驱蛲虫作用。

3. 不良反应：使君子有毒成分为使君子酸钾。使君子氨酸可造成实验动物癫痫大发作，其引起的脑损伤与动物年龄、给药剂量有关。本品内服可致胃肠刺激及膈肌痉挛，毒副作用表现为，呃逆、头痛、眩晕、恶心、呕吐、出冷汗、四肢发冷，重者可出现抽搐、惊厥、呼吸困难、血压下降等。中毒原因主要是内服生品、误食过量新鲜果实，或用量过大。

【处方用名】 使君子、使君子仁、炒使君子仁

【炮制方法】

1. 使君子：取原药材，除去残留果柄及杂质。用时捣碎。

2. 使君子仁：取净使君子，除去硬壳及霉败的果实。用时捣碎。

3. 炒使君子仁：取净使君子仁，置炒制容器内，用文火加热，炒至表面黄色微有焦斑，有香气逸出时，取出放凉。用时捣碎。

【质量要求】

1. 使君子：本品为椭圆形或卵圆形，表面黑褐色至紫黑色，平滑，微有光泽。顶端狭尖，基部钝圆，有明显圆形的果柄痕。质坚硬。使君子饮片含胡芦巴碱不得少于 0.20%。

2. 使君子仁：本品为长椭圆形或纺锤形，表面棕褐色或黑褐色，有多数纵皱纹；种皮薄，易剥离；子叶 2，黄白色，有油性，断面有裂纹。气微香，味微甜。使君子仁中胡芦巴碱含量同生品。

3. 炒使君子仁：本品形如使君子仁，表面微黄色有焦斑，有多数纵皱纹；有时可见残留有棕褐色种皮。气香，味微甜。炒使君子中胡芦巴碱含量同生品。

【炮制作用】 使君子生品以杀虫力强，常用于蛔虫病、蛲虫病。使君子仁与带壳使君子功用相同，入煎剂可直接用使君子捣碎入药，使君子仁多入丸、散剂或嚼食。

炒使君子仁可缓和膈肌痉挛的副作用，并长于健脾消积，亦能杀虫。多用于小儿疳疾及蛔虫腹痛。

【贮存】 贮干燥容器内，密闭，置通风干燥处。

止 血 药

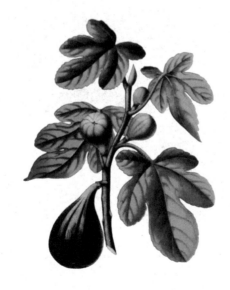

［三　七］

Notoginseng radix et rhizoma

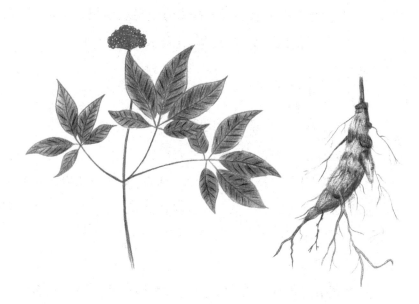

【来源】　本品为五加科植物三七 *Panax notoginseng*(Burk.)F.H. Chen 的干燥根和根茎，主产于云南、广西。秋季花开前采挖，洗净，分开主根、支根及根茎，干燥。支根习称"筋条"，根茎习称"剪口"。

【药性】　甘、微苦，温。归肝、胃经。

【功效】　散瘀止血，消肿定痛。

【应用】　用于咯血，吐血，衄血，便血，崩漏，外伤出血，胸腹刺痛，跌扑肿痛。

【用法用量】　煎服，3~9g；研末吞服，一次 1~3g。外用适量。

【使用注意】　孕妇慎用。

【现代研究】

1. 化学成分：主要含人参皂苷、三七皂苷等；还含有三七素，槲皮素及多糖等。

2. 药理作用：本品能缩短出血和凝血时间，具有抗血小板聚集及溶栓作用；促进多功能造血干细胞的增殖，具有造血作用；降低血压，减慢心率，对各种药物诱发的心律失常均有保护作用；降低心肌耗氧量和氧利用率，扩张脑血管，增强脑血管流量；提高体液免疫功能。此外，还具有镇痛、抗炎、改善学习记忆、抗疲劳、抗衰老、抗肿瘤作用。

【处方用名】　三七、田七、三七粉、熟三七

【炮制方法】

1. 三七：取原药材，除去杂质。用时捣碎。

2. 三七粉：取三七，洗净，干燥，研细粉。

3. 熟三七：取净三七，打碎，分开大小块，用食用油炸至表面棕黄色，取出，沥去油，研细粉。或取三七，洗净，蒸透，取出，及时切片，干燥。

【质量要求】

1. 三七：本品呈圆锥形或圆柱形。表面灰褐色或灰黄色，有断续的纵皱纹和支根痕，周围有瘤状突起。体重，质坚实。断面灰绿色、黄绿色或灰白色，木部微呈放射状排列。气微，味苦回甜。

2. 三七粉：本品为灰黄色粉末。油炸熟三七为浅黄色粉末，略有油气，味微苦。

3. 熟三七：本品为类圆形薄片，表面棕黄色，角质样，有光泽，质坚硬，易折断，气微，味苦回甜。

【炮制作用】　三七生品以止血化瘀、消肿定痛之力偏胜，止血而不留瘀，化瘀而不会导致出血。常用于各种出血证及跌打损伤，瘀滞肿痛。如治咳血、吐衄及二便出血的化血丹（《医学衷中参西录》）；治疗各种出血证的军门止血方（《回生集》）；治疗跌打损伤、瘀滞肿痛的活血止痛汤（《伤科大成》）。

　　三七粉与三七功效相同，一般入汤剂可用生三七打碎与其他药物共煎，三七粉多吞服或外敷用于创伤出血。

　　熟三七止血化瘀作用较弱，以滋补力胜，可用于身体虚弱，气血不足。如治疗面色苍白，头昏眼花，四肢无力，食欲不振的参茸三七补血片。

【贮存】　贮干燥容器内，密闭，置阴凉干燥处。防蛀，防潮。

［地　榆］

Sanguisorbae radix

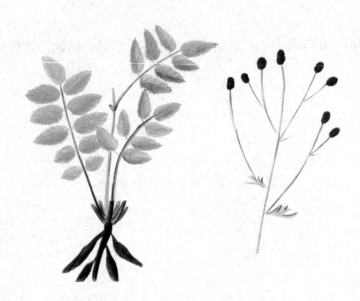

【来源】　本品为蔷薇科植物地榆 *Sanguisorba officinalis* L. 或长叶地榆*Sanguisorba officinalis* L. var. *longifolia*（Bert.）Yü et Li 的干燥根。前者产于黑龙江、吉林、辽宁、内蒙古、山西。后者习称"绵地榆"，主产于安徽、江苏、浙江、江西。春季将发芽时或秋季植株枯萎后采挖，除去须根，洗净，切片，干燥。

【药性】　苦、酸、涩，微寒。归肝、大肠经。

【功效】　凉血止血，解毒敛疮。

【应用】　用于便血，痔血，血痢，崩漏，水火烫伤，痈肿疮毒，湿疹。

【用法用量】　煎服，9~15g。外用适量，研末涂敷患处。

【使用注意】　本品性寒酸涩，凡虚寒性出血或有瘀者慎用。对于大面积烧烫伤病人，不宜使用地榆制剂外涂，以防其所含鞣质被大量吸收而引起中毒性肝炎。

【现代研究】

1. 化学成分：主要含鞣质：地榆素 H-1-H-11 等及右旋儿茶素，地榆糖苷，地榆皂苷-A-E 等。止血主要成分为鞣质。

2. 药理作用：本品有止血、抗烫伤、抗菌、抗炎、促进造血等作用。地榆煎剂可明显缩短出血和凝血时间，生地榆止血作用明显优于地榆炭；炒地榆粉外用，对兔及狗的Ⅱ度、Ⅲ度实验性烫伤面有显著收敛作用，能减少渗出，降低感染及死亡率。地榆水煎剂对伤寒杆菌、霍乱弧菌及人型结核杆菌均有不同程度的抑制作用。

【处方用名】　地榆、生地榆、地榆炭

【炮制方法】

1. 地榆：拣去杂质，用水洗净，稍浸泡，润透，切成厚片，晒干。

2. 地榆炭：取地榆片置锅内炒至外表变为黑色，内部老黄色，喷洒清水。取出，晒干。

【质量要求】

1. 地榆：本品呈不规则的类圆形片或斜切片。外表皮灰褐色至深褐色。切面较平坦，粉红色、淡黄色或黄棕色，木部略呈放射状排列；或皮部有多数黄棕色绵状纤维。气微，味微苦涩。

2. 地榆炭：本品形如地榆片，表面焦黑色，内部棕褐色。具焦香气，味微苦涩。

【炮制作用】　地榆解毒敛疮多生用。

地榆炭的止血作用强于地榆，主要用于便血，痔血，血痢，崩漏，水火烫伤，痈肿疮毒等疾病。

【贮存】　置通风干燥处，防蛀。

［白茅根］
Imperatae rhizoma

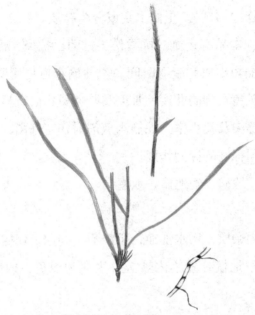

【来源】 本品为禾本科植物白茅 *Imperata cylindrica* Beauv. var. *major* (Nees) C. E. Hubb. 的干燥根茎。全国大部分地区均产。春、秋二季采挖，洗净，晒干，除去须根和膜质叶鞘、捆成小把。

【药性】 甘，寒。归肺、胃、膀胱经。

【功效】 凉血止血，清热利尿。

【应用】 用于血热吐血，衄血，尿血，热病烦渴，肺热咳嗽，胃热呕吐，湿热黄疸，水肿尿少，热淋涩痛。

【用法用量】 煎服，9~30g。

【现代研究】

1. 化学成分：主要含白茅素、芦竹素、印白茅素及白头翁素等；还含有机酸、甾醇及糖类。

2. 药理作用：本品具有止血、利尿、抗炎等作用。其水煎剂能显著缩短出血和凝血时间；增加负荷小鼠的尿量；且能抑制醋酸所致的小鼠毛细血管通透性的增高，提高小鼠吞噬细胞的吞噬率和吞噬指数。

【处方用名】　白茅根、茅根、茅根炭

【炮制方法】

1. 白茅根：取原药材，微润，切段，干燥，筛去碎屑。

2. 茅根炭：取茅根段，置炒制容器内，用中火加热，炒至表面焦褐色，内部焦黄色，喷淋少许清水，灭尽火星，取出晾干。

【质量要求】

1. 白茅根：本品为圆柱状短段。表面黄白色或淡黄色，微有光泽，具纵皱纹，有时可见稍隆起的节，呈浅黄棕色。体轻，质略脆。气微，味微甜。白茅根饮片含水分不得过 12.0%，总灰分不得过5.0%，水溶性浸出物不得少于 28.0%。

2. 茅根炭：本品形如白茅根，表面黑褐色至黑色，具纵皱纹，有的可见淡棕色稍隆起的节。略具焦香气，味苦。茅根炭水溶性浸出物不得少于7.0%。

【炮制作用】　白茅根味甘，性寒。归肺、胃、膀胱经。具有凉血止血、清热利尿的功能。生白茅根长于凉血、清热利尿。常用于血热妄行的多种出血证，热淋，小便不利，水肿，湿热黄疸，热盛烦渴，胃热呕哕及肺热咳嗽。治血热偏盛的出血证可单用大剂量煎服，尤其对尿血可起到利尿与止血二者兼顾的作用。如治气虚血热、小便出血的茅根饮子（《外台》卷二十七引《延年秘录》）；治热病呕哕、不能下食的茅根散（《圣惠方》）；治疗急性肾炎水肿的急性肾炎方（《中药临床应用》）。

茅根炭味涩，寒性减弱。清热凉血作用轻微，止血作用增强，专用于出血证，并偏于收敛止血，常用于出血证较急者。如十灰散（《十药神书》）。

【贮存】　贮干燥容器内。茅根炭密闭，置通风干燥处。

［茜　草］
Rubiae radix et rhizoma

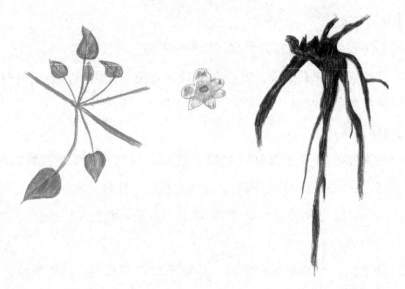

【来源】　本品为茜草科植物茜草 *Rubia cordifolia* L. 的干燥根及根茎。主产于陕西、河北、山东、河南、安徽。春、秋两季采挖，除去泥沙，干燥。

【药性】　苦，寒。归肝经。

【功效】　凉血，祛瘀，止血，通经。

【应用】　用于吐血，衄血，崩漏，外伤出血，瘀阻经闭，风湿痹痛，跌扑肿痛。

【用法用量】　煎服，6~10g。

【使用注意】　孕妇慎用。

【现代研究】

1. 化学成分：主要含大叶茜草素，茜草萘酸，茜草双酯及羟基茜草素，茜草素，茜黄素等。

2. 药理作用：本品有明显的促进血液凝固作用，其温浸液能缩短家兔复钙时间、凝血酶原时间及白陶土部分凝血活酶时间，茜草炭的作用强于茜草。另外还有抗炎、抗肿瘤等作用。

【处方用名】 茜草、茜草根、茜草炭、酒茜草

【炮制方法】

1. 茜草：除去杂质，洗净，润透，切厚片或段，干燥。

2. 茜草炭：取净茜草段或片，置锅内用武火加热，炒至表面焦黑色，内部棕褐色，喷淋清水少许，灭尽火星，取出再炒至水气逸尽，取出，晾干，凉透。

3. 酒茜草：取净茜草片与黄酒拌匀，置锅内用文火微炒，取出，晾干。茜草片每 100kg，用黄酒 25kg。

【质量要求】

1. 茜草：本品呈不规则的厚片或段。外表皮红棕色或暗棕色，具细纵纹，气微，味微苦，久嚼刺舌。

2. 茜草炭：形如茜草片或段，呈焦黑色，内部棕褐色。略具焦糊气，味苦。

3. 酒制茜草：形如炒茜草，微具酒气。

【炮制作用】 生用凉血止血，活血祛瘀。茜草性寒入血分，能凉血止血，且能化瘀。凡血热妄行之出血证均可选用，兼瘀者尤宜。治血热咯血、吐血、衄血、尿血等证。

炒炭后寒性降低，性变收涩，止血作用增强。

酒炒行血，活血通经作用增强。

【贮存】 贮干燥容器内，置通风干燥处。酒制茜草密闭，茜草炭及时散热，防止复燃。

［白 及］
Bletillae rhizoma

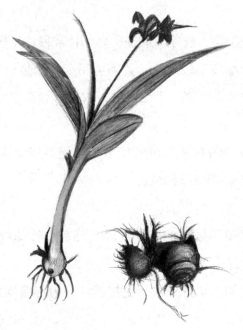

【来源】 本品为兰科植物白及 *Bletilla striata*（Thunb.）Reichb.f. 的干燥块茎。主产于贵州、四川、湖南、湖北。夏、秋两季采挖，除去须根，洗净，置沸水中煮或蒸至无白心，晒至半干，除去外皮，晒干。

【药性】 苦、甘、涩，微寒。归肺、胃、肝经。

【功效】 收敛止血，消肿生肌。

【应用】 用于咯血，吐血，外伤出血，疮疡肿毒，皮肤皲裂，烧烫伤。

【用法用量】 煎服，6~15g；研末吞服 3~6g。外用适量。

【使用注意】 不宜与川乌、草乌、附子同用。

【现代研究】

1. 化学成分：主要含联苄类、二氢类、联菲类成分，二氢菲并吡喃类化合物，苄类化合物及蒽醌类成分和酚酸类成分。

2. 药理作用：本品有止血、促进伤口愈合、抗胃溃疡等作用。白及煎剂可明显缩短出血和凝血时间，其止血的作用与所含胶质有关。白及粉对胃黏膜损伤有明显保护作用，对实验性犬胃及十二指肠穿孔有明显治疗作用，可迅速堵塞穿孔，阻止胃及十二指肠内容物外漏并加大网膜的遮盖；对实验性烫伤、烧伤动物模型能促进肉芽生长，促进疮面愈合。另外还有抗肿瘤、抗菌作用。

【处方用名】 白及、白芨、白及粉、白及片、白芨片。

【炮制方法】 白及，洗净，润透，切薄片，晒干。

【质量要求】 白及，本品呈不规则的薄片。外表皮灰白色或黄白色。切面类白色，角质样，半透明，维管束小点状，散生。质脆。气微，味苦，嚼之有黏性。

【贮存】 置通风干燥处。

活血化瘀药

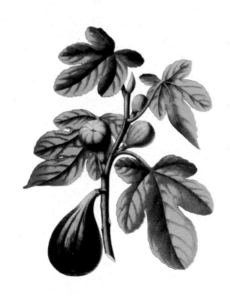

［牛 膝］

Achyranthis bidentatae radix

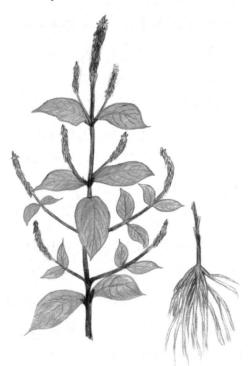

【来源】 为苋科植物牛膝*Achyranthes bidentata* Bl. 的干燥根。冬季茎叶枯萎时采挖，除去须根及泥沙。捆成小把，晒至干皱后，将顶端切齐，晒干。

【药性】 苦、甘、酸，平。归肝、肾经。

【功效】 逐瘀通经、补肝肾、强筋骨、利尿通淋，引血下行。

【应用】 用于血瘀，肝肾亏虚，淋证，水肿，肝阳上亢、火热上炎及气火上逆，迫血妄行证，还常用于引经药。

【用法用量】 煎服，5~12g。

【使用注意】 孕妇慎用。

【现代研究】

1. 化学成分：牛膝中含皂苷类成分，有人参皂苷 Ro，竹节参苷Ⅳa，β-蜕皮甾酮（$C_{27}H_{44}O_7$）不得少于 0.030%。钠、镁、钙、铁、锌、锰含量丰富，尚含 β-香树脂醇、琥珀酸。

2. 药理作用：本品具有抗凝血、改善血液循环、降血压、抗衰老、调节机体免疫功能、降血糖、抗压、抗病毒、抗肿瘤、镇痛、兴奋子宫等多种药理作用。

【处方用名】 牛膝、怀牛膝、酒牛膝、盐牛膝

【炮制方法】 酒牛膝：取净牛膝段，用黄酒拌匀，稍闷润，待酒被吸尽后，置预热适度的炒制容器内，用文火加热，炒干，色加深，取出晾凉。每 100kg 牛膝段，用黄酒 10kg.

【质量要求】 牛膝饮片水分不得过 15.0%，总灰分不得过 9.0%，二氧化硫残留量不得过 400mg/kg，醇溶性浸出物不得少于 5.0%，含 β-蜕皮甾酮不得少 0.030%。酒牛膝饮片醇溶性浸出物含量不得少于 4.0%，水分、总灰分、二氧化硫残留量、β-蜕皮甾酮含量同生品。

【炮制作用】 牛膝生品长于补肝肾、强筋骨、逐瘀通经、引血下行。酒炙后补肝肾、强筋骨、祛瘀止痛作用增强。

【贮存】 贮干燥容器内，炮制品密闭，置阴凉干燥处。防霉。

［骨碎补］

Drynariae rhizoma

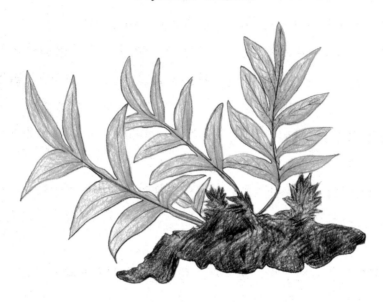

【来源】　本品为水龙骨科植物槲蕨 *Drynaria fortunei*(Kunze)J.Sm. 的干燥根茎。全年均可采挖，以春、冬两季为主。除去泥沙，干燥，或在燎去茸毛（鳞片）。

【药性】　苦，温。归肝、肾经。

【功效】　活血止痛，补肝强骨。外用消风祛斑。

【应用】　用于跌打损伤，筋骨折伤，肾虚诸证。本品也可以用于治疗斑秃，白癜风。

【用法用量】　煎服，3~9g。外用适量，研末调敷，亦可浸酒擦患处。

【使用注意】　阴虚内热者慎用。

【现代研究】

1. 化学成分：骨碎补含有黄酮类成分橙皮苷、柚皮苷，柚皮苷元及

D-葡萄糖、L-鼠李糖、甲基丁香酚，骨碎补双氢黄酮苷，骨碎补酸，谷甾醇，原儿茶酸等化学成分。

2. 药理作用：调节血脂、防止主动脉粥样硬化斑块形成。抗炎、抑制链霉素耳毒性等多种药理作用。

【处方用名】　骨碎补、申姜、烫骨碎补、制骨碎补

【炮制方法】　烫骨碎补，将砂置炒制容器中，用武火加热至灵活状态，容易翻动时，投入骨碎补片，拌炒至鼓起，取出，筛去砂，放凉，撞去毛。

【质量要求】　骨碎补饮片水分不得过 14.0%，总灰分不得过 7.0%，醇溶性浸出物不得少于 16.0%，含柚皮苷不得少于 0.50%。

【炮制作用】　骨碎补生品，具有补肾强骨，续伤止痛的功能。用于肾虚腰痛，耳鸣耳聋，牙齿松动，跌仆闪挫，筋骨折伤，及外治斑秃、白癜风等。

烫骨碎补，质地松脆，易于除去鳞片，便于调剂和制剂，利于粉碎煎煮出有效成分，以补肾强骨，续伤止痛为主。

【贮存】　置干燥处。

化痰止咳平喘药

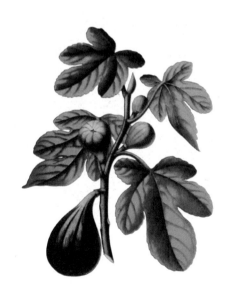

［天南星］

Arisaematis rhizoma

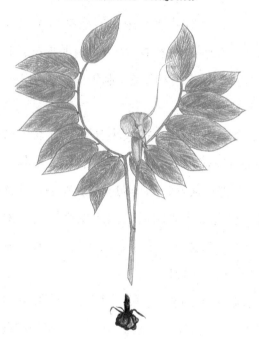

【来源】 本品为天南星科植物天南星 *Arisaema erubescens*（Wall.）Schott、异叶天南星 *Arisaema heterophyllum* Bl. 或东北天南星 *Arisaema amurense* Maxim. 的干茎，秋、冬二季茎叶枯萎时采挖，除去须根及外皮，干燥。

【药性】 苦、辛，温；有毒。归肺、肝、脾经。

【功效】 燥湿化痰，祛风止痉；外用散结消肿。

【应用】 本品应用湿痰、寒痰、顽痰，风痰眩晕，半身不遂，癫痫，惊风，破伤风。痈肿，蛇虫咬伤。

【用法用量】 内服制用，3~9g。外用生品适量，研末以醋或酒调敷患处。

【使用注意】　孕妇慎用；生品内服宜慎。

【现代研究】

1. 化学成分：本品含三萜皂苷、苯甲酸、多糖、秋水仙碱、氨基酸及微量元素等。其毒性成分为苛辣性毒素。

2. 药理作用：水煎具有祛痰作用，但炮制品无祛痰作用。煎剂有明显镇痛、镇静作用，乙醇提取物对心率失常有明显的拮抗作用。

【处方用名】　生天南星、生南星、制天南星、制南星、胆南星

【炮制方法】

1. 制天南星：取净天南星，按大小分开，分别用清水浸泡，每日换水 2~3 次，如水面起白沫时，换水后加白矾（天南星每 100kg 加白矾 2kg），泡 1 日后，再进行换水，漂至切开口尝微有麻舌感时取出。另将生姜片，白矾置锅内加适量水煮沸后，倒入浸漂好的天南星共煮至内无干心时取出。除去姜片，晾至 4~6 成干，切薄片，干燥。筛去碎屑。天南星每 100kg 用生姜、白矾各 12.5kg。

2. 胆南星：取制南星细粉，加入净胆汁（或胆膏粉及适量清水）拌匀，蒸 60 分钟至透，取出放凉，制成小块，干燥。或取生南星粉，加入净胆汁（或胆膏粉及适量清水）拌匀，放温暖处，发酵 7~15 天后，再连续蒸或隔水炖 9 昼夜，每隔 2 小时搅拌 1 次，除去腥臭气，至呈黑色浸膏状，口尝无麻味为度，取出，晾干。再蒸软，趁热制成小块，干燥。制南星细粉每 100kg 用牛（或猪、羊）胆汁 400kg（或胆膏粉 40kg）。

【质量要求】　生天南星饮片水分不得过 15.0%，总灰分不得过 5.0%，醇溶性浸出物不得少于 9.0%，含总黄酮以芹菜素计，不得少于 0.050%；制天南星水分不得过 12.0%，总灰分不得过 4.0%，按干燥品计算，含白矾以含水硫酸铝钾计，不得过 12.0%，含总黄酮以芹菜素计，不得少于 0.050%。

【炮制作用】　天南星，生用辛温燥烈，有毒，多外用。也有内服者，

以祛风止痉为主，多用于破伤风、中风抽搐、癫痫等。外用以消肿散结力胜，用于痈疽、瘰疬、疮疖、蛇虫咬伤等证。

制天南星，生姜、白矾制后，降低毒性，增强燥湿化痰作用。用于顽痰咳嗽、胸膈胀闷、痰阻眩晕等。

胆南星，降低毒性，缓和其燥烈之性，药性由温转凉，味由辛转苦，功能由温化寒痰转化为清化热痰。以清化热痰，息风定惊力强，多用于痰热咳喘、急惊风、癫痫等。

【贮存】 贮干燥容器内，置通风干燥处。防霉、防蛀。

[白附子]

Typhonii rhizoma

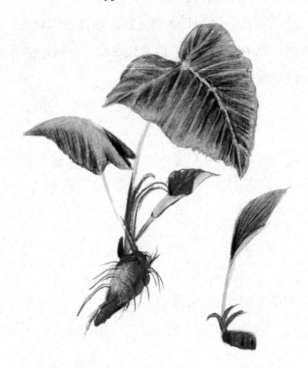

【来源】　为天南星科植物独角莲 *Typhonium giganteum* Engl. 的干燥块茎。秋季采挖，除去须根和外皮，晒干。

【药性】　辛，温；有毒。归胃、肝经。

【功效】　祛风痰，解毒散结，止痛。

【应用】　本品应用于中风痰壅，口眼歪斜，语言謇涩，惊风癫痫，破伤风，痰厥头痛，偏正头痛，瘰疬痰核，毒蛇咬伤。

【用法用量】　煎服，3~6g。一般易炮制后用。外用生品适量捣烂，煎熬或研末以酒调外敷。

【使用注意】　孕妇慎用；生品内服宜慎。

【现代研究】

1. 化学成分：琥珀酸、棕榈酸、油酸、亚油酸、胆碱、桂皮酸、黏液质和多糖。

2. 药理作用：具有镇咳、祛痰、镇静催眠、抗惊厥、抗破伤风、对结核杆菌有抑制作用、煎剂或混悬液有明显的抗炎作用。

【处方用名】 生白附子、禹白附、制白附子

【炮制方法】 制白附子：取净白附子，大小分开，用清水浸泡，每日换水 2~3 次，数日后，如水面起泡沫，换水后加白矾（白附子每 10kg 用白矾 2kg），泡 1 日后再进行换水，至口尝微有麻舌感为度，取出。将生姜片、白矾粉置锅内，加适量水，煮沸后，倒入白附子共煮至内无白心为度，捞出，除去姜片，晾至六七成干时，切厚片，干燥。筛去碎屑。白附子每 100kg 用生姜、白矾各 12.5kg。

【质量要求】 生白附子饮片水分不得过 15.0%，总灰分不得过 4.0%，醇溶性浸出物不得少于 7.0%；制白附子饮片水分不得过 13.0%，总灰分不得过 4.0%，醇溶性浸出物不得少于 15.0%。

【炮制作用】 白附子，用于中风痰壅，口眼㖞斜，语言涩謇，痰厥头痛，偏正头痛，喉痹咽痛，破伤风，外治瘰疬痰核，毒蛇咬伤等。白附子有毒，生品一般多外用。长于祛风痰，定惊搐，解毒止痛，用于口眼㖞斜，破伤风；外治瘰疬痰核，毒蛇咬伤。

制白附子，经生姜、白矾炮制后，降低毒性，消除麻辣味，增强祛风痰作用。用于偏头痛，痰湿头痛，咳嗽痰多等。

【贮存】 贮干燥容器内，置通风干燥处。防潮、防霉、防蛀。

［芥　子］

Sinapis semen

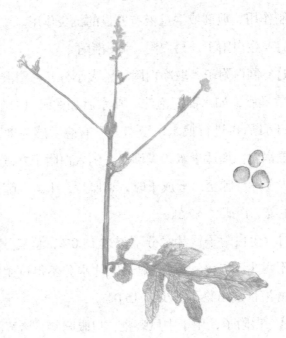

【来源】　为十字花科植物白芥 *Sinapis alba* L. 或芥 *Brassica junceaih* (L.) Czern.et Coss. 的干燥成熟种子。前者习称"白芥子"，后者习称"黄芥子"。夏末秋初果实成熟时采割植株，晒干，打下种子，除去杂质。

【药性】　辛，温。归肺经。

【功效】　温肺豁痰利气，散结通络止痛。

【应用】　用于寒痰咳嗽，胸胁胀痛，痰滞经络，关节麻木、疼痛，痰湿流注，阴疽肿毒。

【用法用量】　煎服，3~9g。外用适量。

【使用注意】　肺虚咳嗽及阴虚火旺者忌服；气阴亏虚及有出血倾向者忌用。本品对皮肤有发泡作用，故皮肤过敏或破溃者不宜外敷。

【现代研究】

1. 化学成分：本品含芥子碱、芥子酶、4—羟基苯甲胺、脂肪油等化学成分。

2. 药理作用：本品具有镇咳、祛痰、平喘、抗炎、镇痛、催吐、使皮肤起泡、增加淀粉酶活性、刺激胃黏膜、抑制皮肤真菌等多种药理作用。

【处方用名】 芥子、白芥子、炒芥子、炒白芥子

【炮制方法】 炒芥子：取净芥子，置炒制容器内，用文火加热，炒至有爆裂声，呈深黄色或深棕黄色，并散出香辣气为度，取出晾凉。用时捣碎。

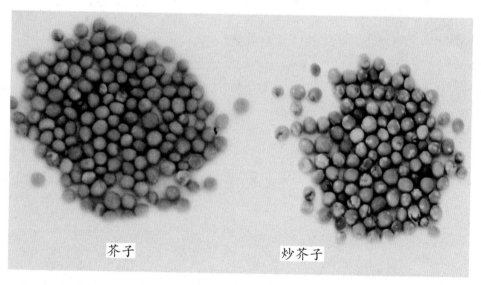

芥子　　　　　　　　　炒芥子

【质量要求】 芥子饮片含水分不得过 14.0%，总灰分不得过 6.0%、水溶性浸出物不得少于 12.0%，含芥子碱以芥子碱硫氰酸盐计不得少于 0.50%；炒芥子含水分不得少于 8.0%，总灰分、水溶性浸出物同生品，含芥子碱以芥子碱硫氰酸盐计不得少于 0.40%。

【炮制作用】 芥子，具有温肺豁痰，利气散结，通络止痛的功能，生品力猛，辛散作用和通络散结作用强，多用于胸胁闷痛，关节疼痛，痈肿疮毒。

炒芥子，炒后可缓和辛散走窜之性，以免耗气伤阴，并善于顺气豁痰，且能提高煎出效果。常用于咳嗽气喘，特别适于寒痰喘咳，亦治食积成痞。

【贮存】 贮干燥容器内，密闭，置通风干燥处。

［旋覆花］

Inulae flos

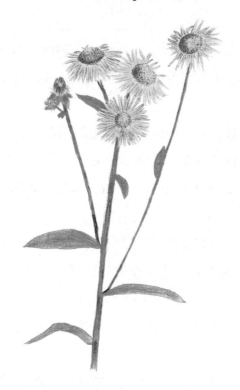

【来源】　为菊科植物旋覆花 *Inula japonica* Thunb. 或欧亚旋覆花 *Inula britannica* L. 的干燥头状花序。夏、秋两季花开放时采收，除去杂质，阴干或晒干。用于风寒咳嗽，痰饮蓄结，胸膈痞闷，喘咳痰多，呕吐噫气，心下痞硬。

【药性】　苦、咸辛，微温。归肺、脾、胃、大肠经。

【功效】　降气，消痰，行水，止呕。

【应用】　用于风寒咳嗽，痰饮蓄结，胸膈痞闷，喘咳痰多，呕吐噫气，心下痞硬。

【用法用量】 煎服，3~9g。包煎。

【使用注意】 阴虚痨嗽，风热燥咳者禁服。

【现代研究】

1. 化学成分：本品含旋覆花内酯、蒲公英甾醇、黄酮类、萜类化学成分。

2. 药理作用：本品具有抗支气管痉挛、镇咳、祛痰、抑菌、增加胃酸分泌、提高胃肠平滑肌张力、增加胆汁分泌、抗炎、抗真菌等多种药理作用。

【处方用名】 旋覆花、蜜旋覆花、炙旋覆花

【炮制方法】 蜜旋覆花：取净旋复花，加熟蜜（以适量开水稀释）拌匀，焖透，置锅内用文火炒至不粘手时，取出，放凉。每旋复花 100kg，用熟蜜 25kg。

【质量要求】 蜜旋覆花醇溶性浸出物不得少于 16.0%。

【炮制作用】 旋覆花，生品旋覆花苦辛之味较强，降气化痰止呕力胜，止咳作用弱。多用于痰饮内停的胸膈满闷及胃气上逆的呕吐。

蜜旋覆花，其苦辛降逆止呕作用弱于生品，其性偏润，润肺止咳，降气平喘，作用偏重于肺。

【贮存】 贮干燥容器内，蜜旋覆花密闭，置通风干燥处。

［竹 茹］

Bambusae caulis in taenias

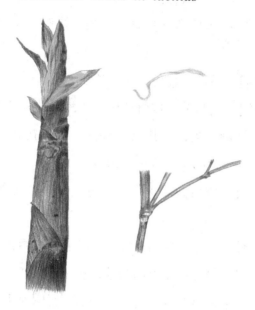

【来源】 为禾本科植物青秆竹 *Bambusa tuldoides Munro*、大头典竹 *Sinocalamus beecheyanus（Munro）McClure var. pubescens P.F.Li* 或淡竹 *PhyILostachys nigra（Lodd.）Munrovar. henonis（Mitf.）Stapf ex Rendle* 茎秆的干燥中间层。全年均可采制，取新鲜茎，除去外皮，将稍带绿色的中间层刮成薄片，捆扎成束，阴干。前者称"散竹茹"，后者称"齐竹茹"。

【药性】 甘，微寒。归肺、心、胃、胆经。

【功效】 清热化痰，除烦，止呕。

【应用】 用于痰热咳嗽，胆火挟痰，惊悸不宁，心烦失眠，中风痰迷，舌强不语，胃热呕吐，妊娠恶阻，胎动不安。

【用法用量】 煎服，5~10g。生用偏于清化痰热，姜汁炙用偏于和胃止呕。

【使用注意】 寒痰咳嗽、胃寒呕逆及脾虚泄泻者禁服。

【现代研究】

1. 化学成分：本品含有丁香醛，松柏醛、多糖、氨基酸、酚性物质、树脂类、黄酮类等化学成分。

2. 药理作用：本品具有祛痰、止咳、抗菌、止呕、抗氧化等多种药理作用。

【处方用名】 竹茹、姜竹茹、淡竹茹

【炮制方法】 姜竹茹：取竹茹段或小团，加姜汁拌匀，稍润，待姜汁被吸尽后，置炒制容器内，用文火加热，如烙饼法将两面烙至黄色，取出，晾干。每竹茹 100kg，用生姜 10kg。

【质量要求】 竹茹饮片含水分不得过 7.0%，水溶性浸出物不得少于 4.0%。

【炮制作用】 竹茹：多用于痰热咳嗽或痰火内扰，心烦不安。

姜竹茹：能增强降逆止呕的功效，多用于呕逆、呕哕。

【贮存】 贮干燥容器内，姜竹茹密闭，置阴凉干燥处。

［前　胡］

Peucedani radix

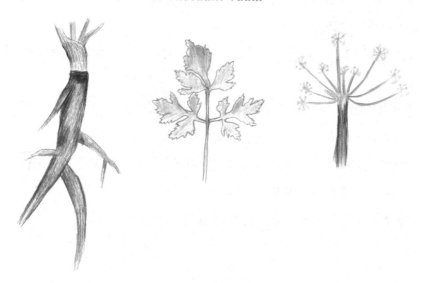

【来源】　本品为伞形科植物白花前胡 *Peucedanum praeruptorum* Dunn 的干燥根。冬季至次春茎叶枯萎或未抽花茎时采挖。

【药性】　苦、辛，微寒。归肺经。

【功效】　降气化痰，散风清热。

【应用】　用于痰热喘满，咯痰黄稠，风热咳嗽痰多。

【用法用量】　煎服，3~10g。

【使用注意】　阴虚咳嗽、寒饮咳嗽患者慎服。

【现代研究】

1. 化学成分：本品含有棕榈酸、佛手柑内酯、欧前胡素、二十四烷酸、胡萝卜苷、β-谷甾醇、多糖、氨基酸、酚性物质、树脂类、黄酮类等化学成分。

2. 药理作用：本品具有祛痰、平喘、镇咳、抗炎、解热、镇痛、抗心肌缺血、抗心律失常、抗血小板凝聚、改善微循环等多种药理作用。

【处方用名】 信胡、信前胡、全胡

【炮制方法】 蜜制，将炼蜜加适量开水稀释后，淋入净前胡片中拌匀，焖透，置炒制容器内用文火炒至不粘手时，取出，放凉。每前胡片100kg，用炼蜜25kg。

【质量要求】 前胡饮片总灰分不得过 6.0%。蜜前胡水分不得过13.0%。

【炮制作用】 前胡，以降气化痰，散风清热为主。用于肺气不降，喘咳，痰稠，胸痞满闷，外感风热郁肺咳嗽等。

蜜前胡，后以润肺止咳为主。用于肺燥咳嗽，咳嗽痰黄，咽喉干燥，胸闷气促，胸膈不利，呕吐不食等。

【贮存】 置干燥容器内，蜜炙品密闭，置通风干燥处。

［紫苏子］

Perillae fructus

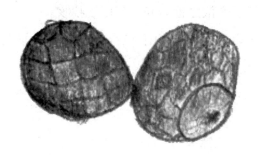

【来源】　本品为唇形科植物紫苏 *Perilla frutescenm*（L.）Britt. 的干燥成熟果实。秋季采收。

【药性】　辛，温。归肺、大肠经。

【功效】　降气消痰、止咳平喘，润肠通便。

【应用】　用于咳喘痰多，肠燥便秘。

【用法用量】　煎服，3~10g。

【使用注意】　脾虚便溏者慎用。

【现代研究】

1. 化学成分：本品含有不饱和脂肪酸、油酸、亚油酸，芹菜素、木犀草素、氨基酸、铁、锰、铜等含量较丰富。

2. 药理作用：本品具有祛痰、平喘、降血脂、降血压、抗氧化、抗癌、抗炎、抗过敏、改善学习记忆能力等多种药理作用。

【处方用名】　紫苏子、苏子、炒紫苏子、炒苏子、蜜苏子、苏子霜

【炮制方法】　炒紫苏子：取紫苏子，置炒制容器内，用文火炒至有爆

裂声，表面颜色加深，断面浅黄色，并逸出香气时，取出，晾凉。用时捣碎。

【质量要求】 紫苏子饮片含水分不得过 8.0%，含迷迭香酸不得少于 0.25%，炒紫苏子水分不得过 2.0%，含迷迭香酸不得少于 0.20%。

【炮制作用】 紫苏子，生品多用于肠燥便秘。

炒紫苏子，炒后辛散之性缓和，多用于喘咳。

【贮存】 贮干燥容器内，密闭，置通风干燥处。防蛀。

［紫　菀］

Asteris radix et rhizoma

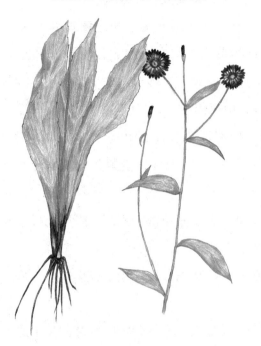

【来源】 为菊科植物紫菀 *Aster tataricus* L. f. 的干燥根及根茎。春、秋两季采挖，除去有节的根茎（习称"母根"）和泥沙，编成辫状晒干，或直接晒干。

【药性】 苦、辛，温。归肺经。

【功效】 润肺下气、消痰止咳。

【应用】 用治风寒咳嗽气喘、虚劳咳吐脓血。

【用法用量】 煎服，5~10g。外感新咳易生用，肺虚久咳宜蜜制用。

【使用注意】 有实热者忌服。

【现代研究】

1. 化学成分：本品含有紫菀酮、紫菀皂苷、挥发油，茴香脑、脂肪酸，芒香族酸等化学成分。

2. 药理作用：本品具有祛痰镇咳、抗菌、抗癌、利尿、抗癌等多种药理作用。

【处方用名】　紫菀、蜜紫菀、炙紫菀

【炮制方法】　蜜紫菀：取熟蜜，加适量开水稀释，加入紫菀片中搅拌，润至透置炒制容器内，用文火加热，炒至棕褐色，不黏手，取出晾凉。随即将蜜淋入，搅拌均匀，炒至不粘手，取出置容器内待凉即得。每紫菀片或段 100kg，用熟蜜 25kg。

【质量要求】　紫菀饮片水分不得过 15.0%，水溶性浸出物不得少于 45.0%，含紫菀酮不得少于 0.15%；蜜紫菀饮片水分不得过 16.0%，含紫菀酮不得少于 0.10%。

【炮制作用】　紫菀，生紫菀擅于散寒，降气化痰力胜，多用于风寒咳喘，痰饮咳喘，新久咳嗽。

蜜紫菀，润肺祛痰作用增强，多用于肺虚久咳，痨瘵咳嗽，痰中带血或肺燥干咳。

【贮存】　贮干燥容器内，蜜紫菀密闭，置阴凉干燥处。防潮、防蛀。

［马兜铃］

Aristolochiae fructus

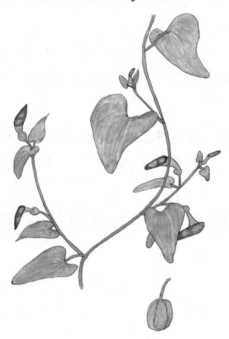

【来源】　为马兜铃科植物马兜铃 *Aristolochia debilis* Sieb. et Zucc 或北马兜 *Aristolochia contorta* Bge. 的干燥成熟果实。

【药性】　苦，微寒。归肺、大肠经。

【功效】　清肺降气，止咳平喘，清肠消痔。

【应用】　用治肺热咳喘、痔疮。

【用法用量】　煎服，3~10g。外用适量，煎汤熏洗。

【使用注意】　虚寒咳喘及脾弱便泄者慎服。

【现代研究】

1. 化学成分：本品含有马兜铃酸Ⅰ和马兜铃酸Ⅱ等化学成分。

2. 药理作用：本品具有止咳、平喘、祛痰、抗炎、抗菌、降压、缓解支气管痉挛、抑制真菌等多种药理作用。

【处方用名】 马兜铃、炙马兜铃、兜铃、炙兜铃、蜜兜铃

【炮制方法】 蜜马兜铃：取熟蜜，加适量开水稀释，加入马兜铃碎片内拌匀，闷润至透，置炒制容器内，用文火加热，炒至不粘手为度，取出晾凉。马兜铃每100kg用熟蜜25kg。

【炮制作用】 马兜铃，生品因性味苦寒，长于清肺降气，止咳平喘，清肠消痔，用于肺热咳嗽，肺热喘逆，痔疮肿痛，肝阳上亢之眩晕、头痛。

蜜炙马兜铃，能缓和苦寒之性，增强润肺止咳功效，多用于肺虚有热的咳嗽。蜜制后可矫正苦劣之味，减少恶心或呕吐的副作用，故蜜炙品临床常用。

【贮存】 贮干燥容器内，蜜马兜铃密闭，置通风干燥处。

［桑白皮］
Mori cortex

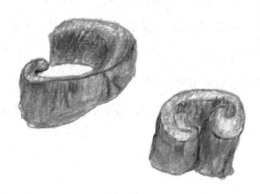

【来源】 为桑科植物桑 *Morus alba* L. 的根皮。秋末叶落时至次春发芽前采。

【药性】 苦，寒。归肺经。

【功效】 泻肺平喘，利水消肿。

【应用】 肺热咳喘，水肿。

【用法用量】 煎服，6~12g。泻肺利水，平肝清火宜生用；肺虚咳嗽宜蜜炙用。

【使用注意】 肺寒无火及风寒咳嗽者禁服。

【现代研究】

1. 化学成分：本品含多种黄酮类衍生物，如桑根皮素、桑皮色烯素，桑根皮素等；伞形花内酯、东莨菪素等化学成分。

2. 药理作用：本品具有止咳、利尿，煎剂及其乙醇、乙醚、甲醇的提取物有不同程度的降压作用、镇静、安定、抗惊厥、镇痛、对肠和子宫有兴奋作用、煎剂对金黄色葡萄球菌、伤寒杆菌、痢疾杆菌有抑制等多种药理作用。

【处方用名】 桑白皮、蜜桑皮、炙桑白皮、桑根白皮

【炮制方法】 蜜炙桑白皮，取熟蜜，加适量开水稀释，加入净桑白皮内拌匀，润透，置炒制容器内，用文火加热，炒至深棕色不粘手为度，取出晾凉。每桑白皮丝 100kg，用熟蜜 25kg。

【炮制作用】 紫苏子具降气消痰，润肠之功。生品多用于肠燥便秘，尤宜喘咳而兼便秘者。

蜜炙紫苏子长于润肺止咳，降气平喘。

【贮存】 贮干燥容器内，蜜桑白皮密闭，置通风干燥处。

［葶苈子］

Descurainiae semen lepidii semen

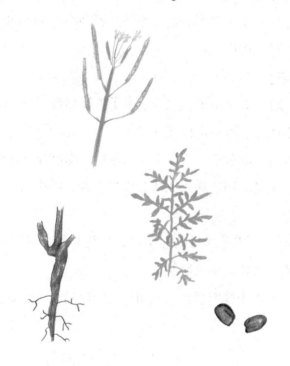

【来源】 为十字花科植物播娘蒿 *Descurainia sophia*（L.）Webb. ex Prantl. 或独行菜 *Lepidium apetalum* Willd. 的干燥成熟种子。前者习称"南葶苈子"；后者习称"北葶苈子"，夏季果实成熟时采割植物，晒干，搓出种子，除去杂质。

【药性】 辛、苦，大寒。归肺、膀胱经。

【功效】 泻肺平喘，利水消肿。

【应用】 痰涎壅肺之喘咳痰多，肺痈，水肿，胸腹积水，小便不利，慢性肺源性心脏病，心力衰竭之喘肿。亦治痈疽恶疮，瘰疬结核。

【用法用量】 煎服，3~10g，包煎。

【使用注意】 肺虚喘咳，脾虚肿满者慎服，不宜久服。

【现代研究】

1. 化学成分：本品含槲皮素、挥发油、生物碱、芥子甙、脂肪油、蛋白质、糖类等化学成分。

2. 药理作用：本品具有强心、利尿、抗抑郁、抗血小板凝集、抗菌、抗肿瘤等多种药理作用。

【处方用名】 葶苈子、炒葶苈子

【炮制方法】 炒葶苈子：取净葶苈子置炒制容器内，用文火加热，炒至爆声，取出放凉。炒后药性缓和。

【炮制作用】 葶苈子：生品力速而较猛，降泄肺气作用较强，长于利水消肿，宜于实证。用于胸水积滞和全身水肿，如治胸水和全身水肿、小便不利、喘急。

炒葶苈子：葶苈子炒后药性缓和，免伤肺气，可用于实中夹虚的患者。多用于咳嗽喘逆，腹水胀满。

【贮存】 贮于干燥容器内，密闭，置阴凉通风干燥处，防蛀。

［白　果］

Ginkgo semen

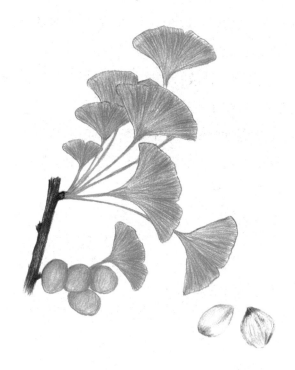

【来源】　为银杏科植物银杏 *Ginkgo biloba* L. 的干燥成熟种子。秋季种子成熟时采收，除去肉质外种皮，洗净，稍蒸或略煮后，烘干。

【药性】　甘、涩、平、苦；有毒。归肺、肾经。

【功效】　敛肺定喘，止带缩尿。

【应用】　哮喘痰咳，带下白浊，尿频遗尿。

【用法用量】　煎服，5~10g。

【使用注意】　本品有毒，忌生食。不可过量，小儿尤当注意。

【现代研究】

1. 化学成分：本品含槲皮素、挥发油、生物碱、芥子甙、脂肪油、蛋白质、糖类等化学成分。

2. 药理作用：本品具有祛痰、平喘、降压、抗菌、增加血管渗透性、抗衰老、免疫抑制、抗过敏等多种药理作用。

【处方用名】 白果、白果仁、炒白果、炒白果仁

【炮制方法】 炒白果仁：取净白果仁，置炒制容器内，用文火炒至深黄色，有香气，取出，晾凉，用时捣碎。

【炮制作用】 白果，具敛肺定喘，止带浊，缩小便之功。生白果有毒，内服用量宜小。常用于疥癣，阴虱。

炒白果仁，炒后毒性降低，常用于气逆喘咳，带下。

【贮存】 贮干燥容器内，密闭，置通风干燥处。防蛀。

［桔　梗］

Platycodonis radix

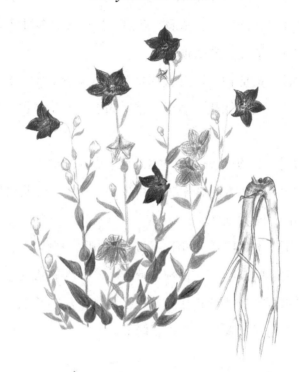

【来源】　为桔梗科植物桔梗 *Platycodon*、*grandiflorum*（Jacq.）A.Dc. 的干燥根。春、秋二季采挖，洗净，除去须根，趁鲜剥去外皮或不去外皮，干燥。

【药性】　苦、辛，性平。归肺经。

【功效】　宣肺，利咽，祛痰，排脓。

【应用】　用于咳嗽痰多，胸闷不畅，咽痛音哑，肺痈吐脓。

【用法用量】　内服：煎汤，3~10g、或入丸、散。外用：适量，烧灰研末敷。

【使用注意】　阴虚久嗽、气逆及咳血者忌服。

【现代研究】

1. 化学成分：本品含五环三萜多糖苷、甾体、脂肪油、脂肪酸、三萜皂苷、铁、锰、铜等化学成分。

2. 药理作用：本品具有祛痰、止咳、抗菌、抗炎、降压、降低胆固醇、抑制胃液分泌和抗溃疡、镇静、解热、抗过敏等多种药理作用。

【处方用名】 桔梗、蜜桔梗

【炮制方法】 蜜桔梗：取炼蜜用适量开水稀释，加入桔梗片内拌匀，闷润，置锅内，用文火加热，炒至不粘手为度，取出放凉。桔梗每 100kg 用炼蜜 20kg。

【质量要求】 桔梗水分不得过 15.0%，总灰分不得过 6.0%，醇浸出物不得少于 17.0%，含桔梗皂苷 D 不得少于 0.10%；桔梗饮片水分不得过 12.0%，总灰分不得过 5.0%。

【炮制作用】 桔梗多以生用，具宣肺利咽，祛痰排脓作用，常用于咳嗽痰多，胸闷不畅，咽痛，音哑，肺痈吐血，疮疡脓成不溃。

蜜桔梗可增强润肺止咳作用，多用于肺阴不足的咳嗽。

【贮存】 置通风干燥处，防霉，防蛀。

安 神 药

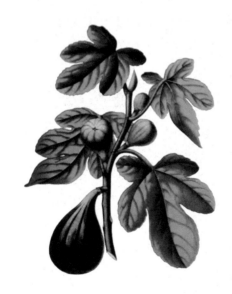

［柏子仁］

Platycladi semen

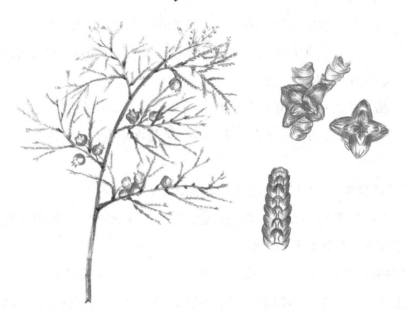

【来源】　本品为柏科植物侧柏 *Platycladus orientalis*（L.）Franco 的干燥成熟种仁。秋、冬二季采收成熟种子，晒干，除去种皮，收集种仁。

【药性】　甘，平。归心、肾、大肠经。

【功效】　养心安神，润肠通便。

【应用】　用于心阴不足，心血亏虚，心神失养之心悸失眠；用于阴虚血亏，老年、产后等肠燥便秘证。

【用法用量】　煎服，3~9g。大便溏者宜用柏子仁霜代替柏子仁。

【使用注意】　便溏痰多者慎用。

【现代研究】

1. 化学成分：本品含脂肪油。并含少量挥发油、皂苷及植物甾醇、维生素 A、蛋白质等。

2. 药理作用：柏子仁单方注射液可使猫的慢波睡眠深睡眠期明显延长，并具有显著的恢复体力作用。

【处方用名】　柏子仁、柏子仁霜、炒柏子仁。

【炮制方法】

1. 柏子仁：取原药材，除去杂质及残留的种皮，筛去灰屑。

2. 炒柏子仁：取净柏子仁，置热锅中，用文火加热，炒至油黄色，有香气逸出为度，取出，放凉。

3. 柏子仁霜：取净柏子仁，碾成泥状，用布 (少量可用数层吸油纸) 包严，蒸热，压榨去油，如此反复操作，至药物不再黏结成饼为度，再碾细。

【质量要求】　当归照灰分测定法测定，总灰分不得过 7.0%，酸不溶性灰分不得过 2.0%。照醇溶性浸出物测定法项下的热浸法测定，用 70% 乙醇作溶剂，不得少于 45.0%。

【炮制作用】　柏子仁性味甘，平。归心、肾、大肠经。具有养心安神，止汗，润肠通便的功能。多用于肠燥便秘。如治津液枯竭，肠燥便秘的五仁丸（《医方类聚》）；治心气虚寒，心悸易惊，失眠多梦的柏子养心丸（《中华人民共和国药典》2020 年版)。

生品长于润肠通便，养心安神。有异味及致人恶心呕吐的副作用。其脂肪油有润肠致泻的作用。

炒后有焦香气，使药性缓和，降低致泻，消除呕吐的副作用。常用于心烦失眠，心悸怔忡，阴虚盗汗。如治虚烦失眠，心悸健忘、盗汗的天王补心丹（《摄生众妙方》）。

制霜后可消除呕吐和润肠致泻的副作用，多用于心神不安，虚烦失眠的脾虚患者。如治劳心太过，神不守舍的柏子养心丸（《古今医统》）。

【贮存】　贮干燥容器内，柏子仁霜瓶装或坛装，置阴凉干燥处。防热、防蛀、防泛油。

［远　志］

Polygalae radix

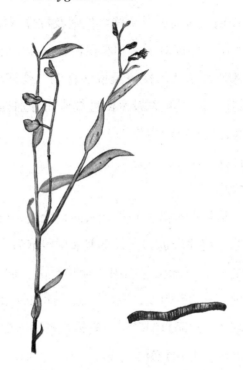

【来源】　为远志科植物远志 *Polygala tenuifolia Willd.*或卵叶远志 *Polygala sibiricaL.*的干燥根。春秋二季采挖，除去须根及泥沙，晒干。生用或炙用。

【药性】　苦、辛，温。归心、肾、肺经。

【功效】　安神益智，祛痰开窍，消散痈肿。

【应用】　用于失眠多梦，心悸怔忡，健忘，癫痫惊狂，咳嗽痰多，痈疽疮毒，乳房胀痛，喉痹。

【用法用量】　煎服，3~9g。外用适量。化痰止咳宜炙用。

【使用注意】　凡实热或痰火内盛者，以及有胃溃疡或胃炎者慎用。

【现代研究】

1. 化学成分：本品含皂苷，水解后可分得远志皂苷元 A 和远志皂苷元 B。还含远志酮、生物碱、糖及糖苷、远志醇、细叶远志定碱、脂肪油、树脂等。

2. 药理作用：全远志有镇静、催眠及抗惊厥作用。远志皂苷有祛痰、镇咳、降压作用；煎剂对大鼠和小鼠离体之末及已孕子宫均有兴奋作用；乙醇浸液在体外对革兰阳性菌及痢疾杆菌、伤寒杆菌、人型结核杆菌均有明显的抑制作用；其煎剂及水溶性提取物分别具有抗衰老、抗突变、抗癌等作用；远志皂苷有溶血作用。

【处方用名】 远志，制远志，炙远志。

【炮制方法】

1. 远志：取原药材除去须根，去芯，除去杂质，切段。

2. 制远志：将净选远志在甘草煎液中浸泡后，捞出晒干。

3. 炙远志：先将蜂蜜置锅内，加热至沸，加入抽芯净选后的远志根段，用文火炒至不粘手为度，取出放凉。远志每 100kg，用炼蜜 25kg。

【炮制作用】 制远志偏于宁心安神，炙远志偏于祛痰止咳。

【贮存】 置于通风干燥处存储。

平肝熄风药

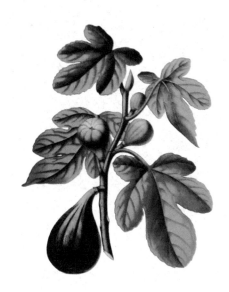

［刺蒺藜］
Tribuli fructus

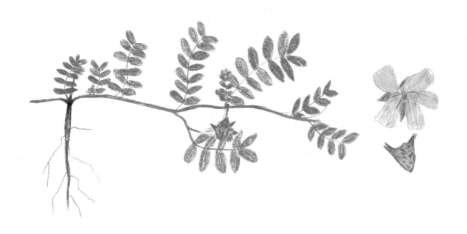

【来源】 本品为蒺藜科植物蒺藜 *Tribulus terrestris* L.的干燥成熟果实。秋季果实成熟时采割植株，晒干，打下果实，除去杂质。

【药性】 辛，苦，微温。有小毒，归肝经。

【功效】 平肝疏肝，祛风明目。

【应用】 用于肝阳上亢，头晕目眩，胸胁胀痛，乳闭胀痛，风热上攻，目赤翳障，风疹瘙痒，白癜风。

【用法用量】 煎服，6~9g；或入丸、散剂。外用适量。

【使用注意】 孕妇慎用。

【现代研究】

1. 化学成分：本品含脂肪油及少量挥发油、鞣质、树脂、甾醇、钾盐、皂苷、微量生物碱等。

2. 药理作用：蒺藜水浸液及乙醇浸出液对麻醉动物有降压作用；其水溶性部分有利尿作用；蒺藜总皂苷有显著的强心作用，有提高机体免疫功能、强壮、抗衰老等作用。蒺藜水煎液有降低血糖作用；水提取物有抗过敏作用。

3. 不良反应：蒺藜有一定的毒性，中毒后可见乏力、思睡、头昏、恶心、呕吐、心悸、唇甲及皮肤黏膜呈青紫色，严重者出现肺水肿、呼吸衰竭，以及引起高铁血红蛋白而产生窒息。白癜风患者口服蒺藜 6g，引起猩红热样药疹。

【处方用名】　蒺藜、白蒺藜、刺蒺藜、炒蒺藜。

【炮制方法】

1. 蒺藜：取原药材，除去杂质，去刺。用时捣碎。

2. 炒蒺藜：取净蒺藜，置炒制容器内，用文火加热，炒至微黄色，碾去刺，筛去刺屑。用时捣碎。

【质量要求】

1. 蒺藜本品呈放射状五棱形，背部黄绿色，隆起，有纵棱及多数小刺，并有对称的长刺和短刺各一对，两侧面粗糙，有网纹，灰白色。质坚硬，无臭，味辛、苦。蒺藜饮片水分不得过 9.0%，总灰分不得过 12.0%

2. 炒蒺藜本品形如蒺藜，无刺，表面微黄色。气微香，味苦、辛。炒蒺藜水分、总灰分同生品。

【炮制作用】　蒺藜性味苦、辛，微温；有小毒。归肝经。具有平肝解郁，活血祛风，明目，止痒的功能。生品常用于风热目赤，风疹瘙痒，白癜风等。如治疗风热目赤多泪的白蒺藜散（《张氏医通》）。

炒后辛散之性减弱，长于平肝潜阳，疏肝解郁。常用于肝阳头痛，眩晕，乳汁不通。如治疗肝阳上亢的平肝降压汤（《中药临床应用》）。

【贮存】　贮于干燥容器内，密闭，置通风干燥处。

［天　麻］

Gastrodiae rhizoma

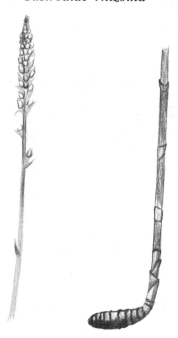

【来源】　本品为兰科植物天麻 *Gastrodia elata* Bl.的干燥块茎。立冬后至次年清明前采挖，立即洗净，蒸透，敞开低温干燥。

【药性】　甘，平。归肝经。

【功效】　息风止痉，平抑肝阳，祛风通络。

【应用】　用于肝风内动，惊痫抽搐，眩晕，头痛，肢体麻木，手足不遂，风湿痹痛。

【用法用量】　煎服，3~9g。研末冲服，每次 1~1.5g。

【现代研究】

1. 化学成分：本品含天麻苷、天麻苷元、β–谷甾醇、胡萝卜苷、枸橼酸、单甲酯、棕榈酸、琥珀酸和蔗糖等；尚含有天麻多糖、维生素 A、多种氨基酸、微量生物碱，及铬、锰、铁、钴等多种微量元素。

2. 药理作用：天麻水、醇提取物及不同制剂，均能使小鼠自发性活动明显减少，且能延长巴比妥钠、环己烯巴比妥钠引起的小鼠睡眠时间，可抑制或缩短实验性癫痫的发作时间，天麻还有降低外周血管、脑血管和冠状血管阻力，并有降压、减慢心率及镇痛抗炎作用，天麻多糖有免疫活性。

3. 不良反应：天麻及天麻制剂偶有过敏性反应及中毒反应发生。如：口服天麻粉引起荨麻疹药疹；口服天麻丸引起过敏性紫癜；肌肉注射天麻注射液致过敏性休克；大量炖服天麻致急性肾功能衰竭及昏迷等。天麻中毒解救的方法为：早期催吐，洗胃；出现过敏性反应及肾功能衰竭时，可对症处理。

【处方用名】　天麻。

【炮制方法】　取原药材，除去杂质及黑色泛油者，洗净，润透或蒸软，切薄片，干燥。

【质量要求】　天麻为不规则薄片，角质样，半透明，有光泽，表面黄白色或淡棕色，质脆，气微，味淡。

【炮制作用】　天麻性味甘、平。归肝经。具有平肝熄风定惊的功能。用于头痛眩晕，肢体麻木，小儿惊风，癫痫抽搐，破伤风症。如治偏正头疼的天麻丸（《圣济总录》）。

天麻蒸制主要是为了便于软化切片，同时可破坏酶，保存苷类成分。

【贮存】　贮干燥容器内，密闭，置通风干燥处。

补 虚 药

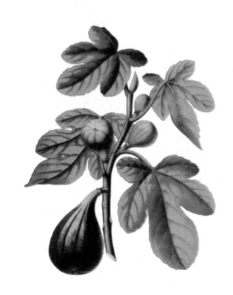

［大 枣］
Jujubae fructus

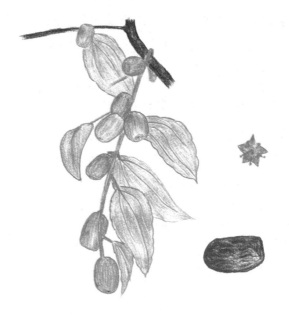

【来源】 本品为鼠李科植物枣 *Ziziphus jujuba* Mill. 的干燥成熟果实。主产于河南、河北、山东、山西、陕西。秋季果实成熟时采收，晒干。用时破开或去核。

【药性】 甘，温。归脾、胃、心经。

【功效】 补中益气，养血安神。

【应用】 用于脾虚食少，乏力便溏，妇人脏躁。

【用法用量】 煎服，6~15g。

【使用注意】

【现代研究】

1. 化学成分：主要含有机酸、三萜苷类、生物碱类、黄酮类、糖类、维生素类、氨基酸、挥发油及微量元素 P 等多种成分。

2. 药理作用：大枣水煎液、大枣多糖能增强肌力、增加体重、增强耐力、抗疲劳；能促进骨髓造血，增强免疫，改善气血双虚模型大鼠的能量代谢，促进钙吸收，有效地减少肠道蠕动时间，改善肠道环境，减少肠道黏膜接触有毒物质和其他有害物质。黄酮类化合物有镇静、催眠作用。此外，大枣有增加白细胞内的 cAMP 含量、延缓衰老、抗氧化、保肝、抗突变、抗肿瘤、降血压、抗过敏、抗炎和降血脂等作用。

【处方用名】 大枣

【炮制方法】 除去杂质，洗净，晒干。用时破开或去核。

【质量要求】

总灰分不得过 2.0%。黄曲霉毒素照黄曲霉毒素测定法测定。 本品每 1000g 含黄曲霉毒素 B_1 不得过 $5\mu g$，黄曲霉毒素 G_2、黄曲霉毒素 G_1、黄曲霉毒素 B_2 和黄曲霉毒素 B_1 的总量不得过 $10\mu g$。

【炮制作用】 用时破开或去核，有利于有效成分煎出。

【贮存】 置干燥处，防蛀。

［沙　棘］

Hippophae fructus

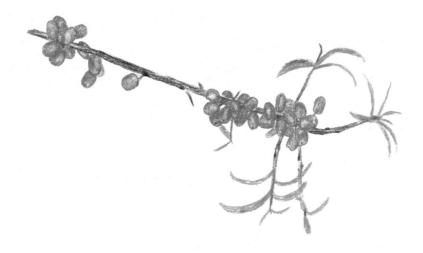

【来源】　本品为胡颓子科植物沙棘 *Hippophae rhamnoides* L.的干燥成熟果实。主产于内蒙古、新疆。秋冬二季果实成熟或冻硬时采收，除去杂质，干燥或蒸后干燥。生用。

【药性】　酸、涩，温。归脾、胃、肺、心经。

【功效】　健脾消食，止咳祛痰，活血散瘀。

【应用】　用于脾虚食少，食积腹痛，咳嗽痰多，瘀血经闭，胸痹心痛，跌扑瘀肿。

【用法用量】　煎服，3~10g。

【使用注意】

【现代研究】

1. 化学成分：主要含维生素类（VC、VA、VE、VB$_1$、VB$_2$、VB$_{12}$、VK）、叶酸、黄酮类、萜类、甾体类、油和脂肪酸类、蛋白质、氨基酸、糖类、挥发性成分、磷脂、有机酸类、生物碱、香豆素类及酸性物质，并富含矿物质和微量元素。

2. 药理作用：沙棘油能抑制小鼠胃排空运动，对实验性胃溃疡具有预防和治疗作用。沙棘总黄酮、沙棘油、沙棘果汁具有抗心肌缺血作用。沙棘总黄酮能增强心功能。沙棘多糖、总黄酮和沙棘油能降血脂、降低血液黏度、抗血栓形成。沙棘原汁、沙棘油对造血细胞有促进作用。沙棘粉具有耐寒冷，抗疲劳、抗缺氧作用。槲皮素具有祛痰、止咳、平喘作用。此外，沙棘有保肝，降血糖、 抗衰老、抗肿瘤、抗突变及增强免疫功能等作用。

【处方用名】 沙棘

【炮制方法】

沙棘膏：将成熟的沙棘果放入锅中煮至果肉烂，过滤，过滤液浓缩至冷后不黏时即可。

【质量要求】

杂质不得过 4%。水分不得过 15.0%。总灰分不得过 6.0%。酸不溶性灰分不得过 3.0%。浸出物参照醇溶性浸出物测定法项下热浸法测定，用乙醇作溶剂，不得少于 25.0%。

【贮存】 置干燥通风处，防霉，防蛀。

［淫羊藿］

Epimedii folium

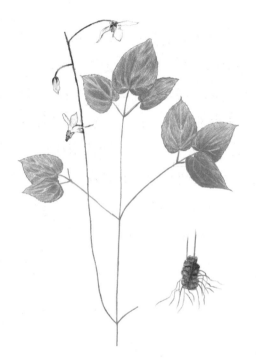

【来源】 本品为小檗科植物淫羊藿 *Epimedium brevicornu* Maxim.、箭叶淫羊藿 *Epimedium sagittatum* (Sieb. et Zuce.)Maxim.、柔毛淫羊藿 *Epimedium Pubescens* Maxim.或朝鲜淫羊藿 *Epimedium koreanum* Nakai.的干燥叶。主产于山西、四川、湖北、吉林。夏、秋季茎叶茂盛时采收，晒干或阴干。生用或以羊脂油炙用。

【药性】 辛、甘，温。归肝、肾经。

【功效】 补肾阳，强筋骨，祛风湿。

【应用】 用于肾阳虚衰，阳痿遗精，筋骨痿软，风寒湿痹，麻木拘挛。

【用法用量】 煎服，6~10g。

【使用注意】 阴虚火旺者不宜服。

【现代研究】

1. 化学成分：本品主要含黄酮类化合物，还含有木脂素，生物碱和挥发油等。

2. 药理作用：淫羊藿具有雄激素样及植物雌激素样活性，能增强动物的性机能；淫羊藿多糖给雌性小鼠皮下注射给药，可在刺激外周 T 细胞功能的同时，引起胸腺缩小，淫羊藿总黄酮对雄激素缺乏模型小鼠异常增高的免疫功能有调节作用；淫羊藿苷对亚急性衰老模型大鼠，可提高血清 SOD 活性和雄激素水平，减少生殖细胞凋亡，改善睾丸组织的退行性变化及抑制生殖细胞衰老基因 P16 蛋白表达这一途径延缓性腺衰老。此外，淫羊藿还具有影响心血管系统、骨髓和造血系统功能，抗骨质疏松，改善学习记忆力，抗辐射，抗肿瘤等作用。

【处方用名】 淫羊藿、羊藿、仙灵脾、炙淫羊藿、炙羊藿

【炮制方法】

1. 淫羊藿：取原药材，除去杂质、枝梗，喷淋清水，稍润，切丝，干燥

2. 炙淫羊藿：取羊脂油置锅内加热熔化，加入淫羊藿丝，用文火加热，炒至油脂吸尽，表面呈油亮光泽时，取出，晾凉。

每 100kg 淫羊藿，用羊脂油（炼油）20kg。

【质量要求】

1. 淫羊藿：本品呈丝片状。 表面黄绿色，光滑，可见网状叶脉；背面灰绿色，中脉及细脉凸出，边缘具黄色刺毛状细锯齿，近革质。气微，味微苦。

淫羊藿饮片水分不得过 12.0%，总灰分不得过 8.0%，淫羊藿苷含量不得少于 0.40%。

2. 炙淫羊藿：本品形如淫羊藿丝。表面浅黄色显油亮光泽。微有羊脂油气。

炙淫羊藿饮片水分不得过 8.0%，总灰分不得过 8.0%，淫羊藿苷和宝藿苷 I 的总量不得少于 0.60%。

【炮制作用】 淫羊藿味辛、甘，性温。归肝、肾经。具有补肾阳、强筋骨、祛风湿的功能。生品以祛风湿、强筋骨力胜。用于风湿痹痛，肢体麻木，筋骨痿软，慢性支气管炎，高血压等。如治疗风寒湿痹，走注疼痛的仙灵脾散（《圣惠方》）；治疗历节痛风、手足顽痹、行步艰难的仙灵脾煎（《圣惠方》）；治疗妇女更年期高血压的二仙汤（《药学学报》）。

羊脂油炙淫羊藿能增强其温肾助阳作用，多用于阳痿，不孕。如治肾气衰弱，阳痿不举的三肾丸 （《处方集》）。

【贮存】 贮通风干燥处。炙淫羊藿密闭，置阴凉干燥处。

［巴戟天］

Morindae officinalis radix

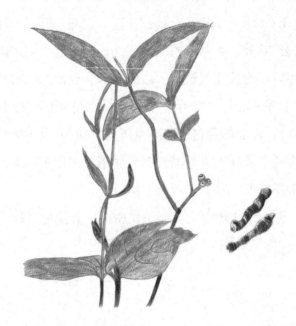

【来源】 本品为茜草科植物巴戟天 *Morinda officinalis* How 的干燥根。主产于广东、广西。全年均可采挖，洗净，除去须根，晒至六七成干，轻轻捶扁，晒干。生用，或除去木心，分别加工炮制成巴戟肉、盐巴戟天、制巴戟天用。

【药性】 甘、辛，微温。归肾、肝经。

【功效】 补肾阳，强筋骨，祛风湿。

【应用】 用于肾阳不足，阳痿遗精，宫冷不孕，月经不调，少腹冷痛，风湿痹痛，筋骨痿软。

【用法用量】 煎服，3~10g。

【使用注意】 阴虚火旺者不宜服。

【现代研究】

1. 化学成分：主要为糖类、黄酮、氨基酸，另外尚含有少量的蒽醌类及维生素 C。

2. 药理作用：巴戟天对精子的膜结构和功能具有明显的保护作用，并改善精子的运动功能和穿透功能；巴戟天水提物、醇提物能诱导骨髓基质细胞向成骨细胞分化；巴戟多糖能增加幼年小鼠胸腺重量，能明显提高巨噬细胞吞噬百分率，并能明显促进小鼠免疫特异玫瑰花结形成细胞的形成；水溶性提取物具有抗抑郁活性。此外，巴戟天还具有延缓衰老、抗肿瘤等作用。

【处方用名】 巴戟天、巴戟肉、盐巴戟天、制巴戟天。

【炮制方法】

1. 巴戟天：取原药材，除去杂质。

2. 盐巴戟天：取净巴戟天，用盐水拌匀，待盐水被吸尽后，置蒸制容器内蒸透，趁热除去木心，切段，干燥。每 100kg 净巴戟天，用食盐 2kg。

3. 制巴戟天：取净甘草捣碎，加水（甘草:水=1:5）煎汤，去渣，取甘草汤加入净巴戟天拌匀，置锅内，用文火煮至药透汁尽，取出，趁热除去木心，切段，干燥。

每 100kg 净巴戟天，用甘草 6kg，煎汁约 50kg。

【质量要求】

1. 巴戟天：本品为扁圆柱形，略弯曲，表面灰黄色或暗灰色，具纵纹和横裂纹。质韧，断面皮部厚，紫色或淡紫色，易与木部剥离；木部坚硬，黄棕色或黄白色，气微，味甘而微涩。

巴戟天饮片水分不得过 15.0%，总灰分不得过 6.0%，水溶性浸出物不得少于 50.0%，耐斯糖不得少于 2.0%。

2. 盐巴戟：本品形如巴戟肉，质较软润，味微咸。

【炮制作用】 巴戟天味甘、辛，性微温。归肾、肝经。具有补肾阳，强筋骨，祛风湿的功能。蒸软后除去木心，为去除非药用部位。

盐巴戟天引药归肾，温而不燥，补肾助阳作用缓和，多服久服无伤阴之弊。常用于阳痿遗精，宫冷不孕，月经不调，少腹冷痛。如治肾脏久虚，夜多梦泄，耳内蝉鸣的巴戟天丸（《总录》）；治妇人子宫久冷，月经不调的巴戟丸（《局方》）；治妇女肾气不足的温肾丸（《玉尺》）。

制巴戟天增加甘温补益作用，偏于补肾阳，强筋骨，多用于肾气虚损，胸中短气，腰脚疼痛，筋骨痿软。如治脾肾亏损的无比山药丸（《中药成药制剂手册》）。

【贮存】 置通风干燥处。防霉，防蛀。

［仙　茅］

Curculiginis rhizoma

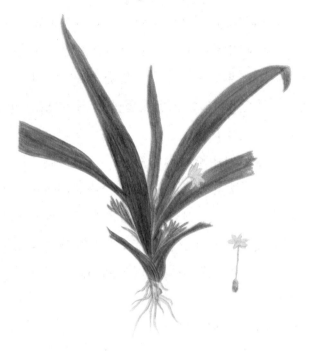

【来源】　本品为石蒜科植物仙茅 *Curculigo orchioides* Gaertn. 的干燥根茎。主产于四川、云南、广西、贵州。秋、冬二季采挖，除去根头和须根，洗净，干燥。切段，生用，或经米泔水浸泡切片。

【药性】　辛，热；有毒。归肾、肝、脾经。

【功效】　补肾阳，强筋骨，祛寒湿。

【应用】　用于肾阳不足，命门火衰，阳痿精冷，小便频数，腰膝冷痛，筋骨痿软无力，阳虚冷泻。

【用法用量】　煎服，3~10g。

【使用注意】　本品燥烈有毒，不宜久服；阴虚火旺者忌服。

【现代研究】

1. 化学成分：仙茅主要为多种环木菠萝烷型三萜及其糖、甲基苯酚及氯代甲基苯酚等多糖类，其它尚含有含氮类化合物、醇、脂肪类化合物及黄酮醇等。

2. 药理作用：仙茅可延长实验动物的平均存活时间。仙茅醇浸剂可明显提高小鼠腹腔巨噬细胞吞噬百分数和吞噬指数；仙茅水煎液可明显增加大鼠垂体前叶、卵巢和子宫重量，使卵巢 HGG/LH 受体特异结合力明显提高；仙茅醇浸剂可明显延长小鼠睡眠时间，对抗因防已毒素所致小鼠惊厥，具镇定、抗惊厥作用。

3. 不良反应：本品对中枢神经系统有明显的抑制作用，服用过量可引起心脏抑制、心律失常及麻痹。中毒时主要表现为全身出冷汗，四肢厥逆，麻木，舌肿胀吐露口外，烦躁，继而昏迷等。仙茅中毒的主要原因：一是长期大剂量服用引致毒性反应，二是与其辛热的偏性特点有关。为保证用药安全，一方面必须严格按照规定的用法用量使用，另一方面必须辨证用药。不可乱用。

【处方用名】 仙茅、酒仙茅

【炮制方法】

1. 仙茅：取原药材，除去杂质，洗净，稍润，切段，干燥，筛去碎屑。

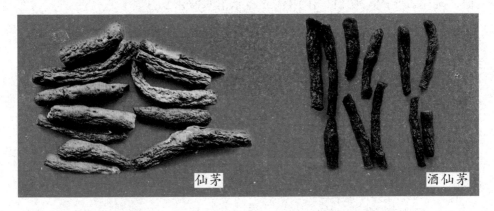

仙茅　　　　　　　　　　　　　　　酒仙茅

2. 酒仙茅：取净仙茅段，用黄酒拌匀，稍闷润，待酒被吸尽后，置预热适度的炒制容器内，用文火加热，炒干，颜色加深，取出晾凉，筛去碎屑。

每 100kg 仙茅段，用黄酒 10kg。

【质量要求】

1. 仙茅：本品为圆柱形小段，表面棕褐色，或黑褐色，粗糙，断面不平坦，淡褐色或棕褐色，近中心处色较深。质硬而脆，易折断。气微香，味微苦、辛。

仙茅饮片水分不得过 13.0%，总灰分不得过 10.0%，酸不溶性灰分不得过 2.0%，醇溶性浸出物不得少于 7.0%，仙茅苷不得少于 0.080%。

2. 酒仙茅：本品形如仙茅段，表面色泽加深，微有酒香气。

【炮制作用】 仙茅味辛，性热；有毒。归肾、肝、脾经。具有补肾阳，强筋骨，祛寒湿的功能。用于阳痿精冷，筋骨痿软，腰膝冷痛，阳虚冷泻。 如治痈疽肿毒，可单味煎服或鲜品捣烂外敷；治毒蛇咬伤，以本品与半边莲共煎，药渣外敷。

酒仙茅，可降低毒性，增强补肾阳、强筋骨、祛寒湿作用。用于阳痿精冷，筋骨痿软，腰膝冷痹，小便频数。如治男子虚损，阳痿不举的仙茅酒（《万氏家抄方》）；治头目眩晕，腰腿酸软的仙茅丸（《总录》）；治气逆喘咳，痰多清稀的神秘散（《三因》）。治尿频、小便失禁，常与菟丝子、桑螵蛸同用，亦可单味泡酒服（《贵州草药》）。

【贮存】 贮干燥容器内，酒仙茅密闭，置阴凉干燥处。防潮，防蛀。

［续　断］

Dipsaci radix

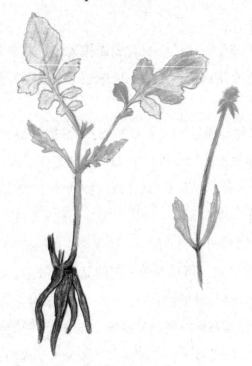

【来源】　本品为川续断科植物川续断 *Dipsacus asper* Wall. ex Henry 的干燥根。主产于湖北、四川、湖南、贵州。秋季采挖，除去根和须根，用微火烘至半干，堆置"发汗"至内部变绿色时，再烘干。切厚片，生用或酒炙、盐炙用。

【药性】　苦、辛，微温。归肝、肾经。

【功效】　补肝肾，强筋骨，续折伤，止崩漏。

【应用】　用于肝肾不足，腰膝酸软，风湿痹痛，跌扑损伤，筋伤骨折，肝肾不足，崩漏经多，胎漏下血，胎动不安。

【用法用量】　煎服，9~15g。

【现代研究】

1. 化学成分：本品主要含有三萜皂苷类、挥发油等。

2. 药理作用：川续断浸膏、总生物碱及挥发油对未孕或妊娠小鼠子宫皆有显著的抑制收缩作用；水煎液能提高小鼠耐缺氧能力和耐寒能力，延长小鼠负重游泳持续时间，促进小鼠巨噬细胞吞噬功能；醇提液能明显促进成骨细胞的增殖，具有抗骨质疏松作用，此外，续断还具有抗炎、抗衰老、抗氧化、抗维生素 E 缺乏症等作用。

【处方用名】　续断、川续断、酒续断、盐续断。

【炮制方法】

1. 续断：取原药材，除去杂质，洗净，润透，切厚片，干燥，筛去碎屑。

2. 酒续断：取净续断片，加入定量黄酒拌匀，稍闷润，待酒被吸尽后，置炒制容器内，用文火加热，炒至微带黑色时，取出晾凉，筛去碎屑。

每 100kg 续断片，用黄酒 10kg。

3. 盐续断：取净续断片，用盐水拌匀，稍闷润，待酒被吸尽后，置炒制容器内，用文火加热，炒干，取出晾凉，筛去碎屑。每 100kg 续断片，用食盐 2kg。

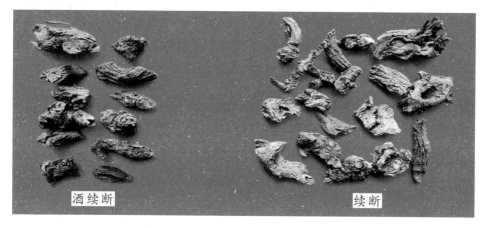

酒续断　　　　续断

【质量要求】

1. 续断：本品为类圆形或椭圆形薄片，表面粗糙，有沟纹，微带墨绿色或棕色，中心有黄褐色花纹（维管束），呈放射状排列。周边黄褐色，或灰褐色，有皱纹。气微，味苦，微甜而后涩。

续断饮片水分不得过 10.0%，总灰分不得过 12.0%，酸不溶性灰分不得过 3.0%，水溶性浸出物不得少于 45.0%，川续断皂 V 不得少于2.0%。

2. 酒续断：本品形如续断片，表面微黑色或灰褐色，略有酒气。

酒续断饮片水分、总灰分、酸不溶性灰分、水溶性浸出物、川续断皂 VI 含量同生品。

3. 盐续断：本品形如续断片，表面黑褐色，味微咸。

盐续断饮片水分、总灰分、酸不溶性灰分。水溶性浸出物、川续断皂 VI 含量不得少于 1.5%。

【炮制作用】 续断味苦、辛，性微温。具有补肝肾、强筋骨、续折伤、止崩漏的功能。用于肝肾不足，腰膝酸软，风湿痹痛，跌扑损伤，筋伤骨折，崩漏，胎漏。如治肝肾不足，腰痛并脚软的续断丸（《扶寿精方》）；治风寒湿痹，肢体麻木的续断丸（《局方》）；治老人风湿筋骨痛的续断散（《杨氏家藏方》）。

酒续断，能增强通血脉、续筋骨、止崩漏作用。多用于崩漏经多，胎漏下血，跌打损伤，乳痛肿痛。如治跌打损伤，疼痛剧烈的接骨散（《临床常用中药手册》）；治下血久不止，虚寒色淡红的断红丸（《张氏医通》）；治妊娠胎动两三月堕以酒浸川续断配姜杜仲、枣肉为丸、米饮下（《本草纲目》）；治乳痈以酒炒续断和炒蒲公英共为散剂，初起可消，久患可愈（《本草汇言》）。

盐续断引药下行，补肝肾、强腰膝的作用增强。用于腰背酸痛，足膝软弱。如治肾虚腰痛，损伤性腰痛或腰痛腰酸的补肾壮筋汤（《临床常用中药手册》）。

【贮存】 贮干燥容器内，密闭，置阴凉干燥处。防潮、防蛀。

［肉苁蓉］

Cista nches herba

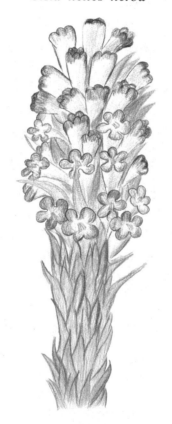

【来源】 本品为列当科植物肉苁蓉 *Cistanche deserticola* Y. C. Ma 或管花肉苁蓉 *Cistanche tubulosa*(Schenk)Wight 的干燥带鳞叶的肉质茎。主产于内蒙古、新疆、甘肃。春季苗刚出土时或秋季冻土之前采挖，除去茎尖。切段，晒干。切厚片，生用或酒炖（或酒蒸）用。

【药性】 甘、咸，温。归肾、大肠经。

【功效】 补肾阳，益精血，润肠通便。

【应用】 用于肾阳不足，精血亏虚，阳痿不孕，腰膝酸软，筋骨无力，肠燥便秘。

【用法用量】 煎服，6~10g。

【使用注意】 本品能助阳、滑肠，故阴虚火旺及大便泄泻者不宜服。肠胃实热、大便秘结亦不宜服。

【现代研究】

1. 化学成分：本品含甜菜碱、麦角甾醇、胡萝卜苷、三十烷醇、甘露醇以及多种微量元素等成分。

2. 药理作用：肉苁蓉对阳虚和阴虚动物的肝脾核酸含量下降和升高有调整作用。有激活肾上腺、释放皮质激素的作用，可增强下丘脑–垂体–卵巢的促黄体功能，提高垂体对 LRH 的反应性及卵巢对 LH 的反应性，而不影响自然生殖周期的内分泌平衡。肉苁蓉乙醇提取物在体外温育体系中能显著抑制大鼠脑、肝、心、肾、睾丸组织匀浆过氧化脂质的生成，并呈良好的量效关系。

【处方用名】 肉苁蓉、酒苁蓉

【炮制方法】

1. 肉苁蓉：取原药材，除去杂质，洗净，润透，切厚片，干燥。 有盐质者，先将盐分漂净后再切厚片，干燥。

2. 酒苁蓉：取净肉苁蓉片，加黄酒拌匀，置蒸制容器内，隔水蒸透，或密闭隔水炖至酒被吸尽，表面呈黑色，取出，干燥。

每 100kg 肉苁蓉片，用黄酒 30kg。

【质量要求】

1. 肉苁蓉：本品为不规则类圆形厚片，表面棕褐色或灰棕色。中间有淡棕色点状维管束，排列成波状环纹。周边呈灰黑色鳞片状质坚脆。气微，味甜微苦。

2. 酒苁蓉：本品表面黑棕色，质柔软，味微甜，微有酒气。

【炮制作用】 肉苁蓉味甘、咸，性温。归肾、大肠经。具补肾阳、益精血、润肠通便的功效。肉苁蓉生品补肾止浊、滑肠通便力强，多用于便秘、白浊。如治阴虚便秘的润肠丸（《世医》）。

酒苁蓉补肾助阳之力增强。多用于阳痿，腰痛，不孕。如治肾虚阳痿的肉苁蓉丸（《圣惠方》）；治肾虚骨弱，腰膝冷痛的滋阴大补丸（《丹溪》）。

【贮存】 贮干燥容器内，密闭，置通风干燥处，防受潮后起霜，防霉、防蛀。

［补骨脂］

Psoraleae fructus

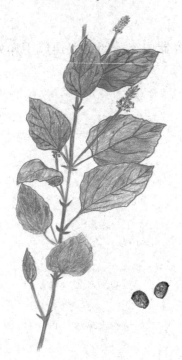

【来源】　本品为豆科植物补骨脂 *Psoralea corylifolia* L.的干燥或热果实。主产于河南、四川、安徽、陕西。秋季果实成熟时采收果序，晒干，搓出果实，除去杂质。生用，或盐水炙用。

【药性】　辛、苦，温。归肾、脾经。

【功效】　温肾助阳，纳气平喘，温脾止泻；外用消风祛斑。

【应用】　用于肾阳不足，阳痿不孕，腰膝冷痛，肾虚遗精滑精，遗尿尿频，肾虚作喘，脾肾阳虚，五更泄泻，白癜风，斑秃。

【用法用量】　煎服，6~10g。外用 20%~30%酊剂涂患处。

【使用注意】　本品性质温燥，能伤阴助火，故阴虚火旺及大便秘结者忌服。

【现代研究】

1. 化学成分：本品主含香豆素类、黄酮类及单萜酚类。

2. 药理作用：补骨脂有雌激素样作用，能增强阴道角化，增强子宫重量。能扩张冠状动脉，兴奋心脏，提高心脏功率。能收缩子宫及缩短出血时间，减少出血量。有致光敏作用，内服或外涂皮肤，经日光或紫外线照射，可使局部皮肤色素沉着。

【处方用名】 补骨脂、破骨脂、盐补骨脂、盐骨脂。

【炮制方法】

1. 补骨脂：取原药材，除去杂质。

2. 盐补骨脂：取净补骨脂，加盐水拌匀，闷润，待盐水被吸尽后，置炒制容器内，用文火加热，炒至微鼓起，迸裂并有香气逸出时，取出晾凉。

每 100kg 补骨脂，用盐 2kg。

【质量要求】

1. 补骨脂：本品为肾形略扁。表面黑褐色或灰褐色。质坚硬，种仁显油性。气特异，味辛微苦。

补骨脂饮片水分不得过 9.0%，总灰分不得过 8.0%，酸不溶性灰分不得过 2.0%，补骨脂素和异补骨脂素的总量不得少于 0.70%。

2. 盐补骨脂：本品形如补骨脂。表面黑色或黑褐色。微鼓起，气微香，略有咸味。盐补骨脂饮片水分不得过 7.5%，总灰分不得过 8.5%，补骨脂素和异补骨脂素的总量同生品。

【炮制作用】 补骨脂味辛、苦，性温。归肾、脾经。具有温肾壮阳、除湿止痒的功能。多用于制备酊剂、散剂、注射剂等，外用治银屑病，白癜风，扁平疣，斑秃。

盐补骨脂，可引药入肾，增强温肾助阳、纳气、止泻的作用。用于阳痿遗精，遗尿尿频，腰膝冷痛，肾虚作喘，五更泄泻。如治肾虚封藏失职，精关不固之阳痿遗精的补骨脂散（《圣惠方》）；治脾肾虚弱，全不进食的二神丸（《本事方》）；治肾气虚冷，小便无度的破故纸丸（《杨氏家藏方》）；治寒湿气滞，腰痛脚膝肿满的补骨脂散（《杨氏家藏方》）；治肾虚喘嗽的胡桃故纸汤（《中药临床应用》）；治脾肾虚寒，大便不实，五更泄泻的四神丸（《内科摘要》）。

【贮存】 贮干燥容器内，盐补骨脂密闭，置通风干燥处。防霜。

［益智仁］

Alpiniae oxyphyllae fructus

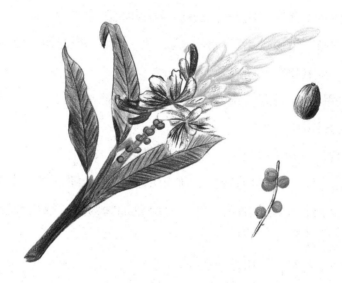

【来源】 本品为姜科植物益智 *Alpinia oxyphylla* Miq.的干燥成熟果实。主产于海南、广东。夏、秋间果实由绿变红时采收，晒干或低温干燥。除去外壳，生用或盐水炙用，用时捣碎。

【药性】 辛，温。归脾、肾经

【功效】 暖肾固精缩尿，温脾止泻摄唾。

【应用】 用于肾虚遗尿，小便频数，遗精白浊，脾寒泄泻，腹中冷痛，口多唾涎，脾主运化，在液为涎，肾主闭藏，在液为唾，脾肾阳虚，统摄无权，多见涎唾。

【用法用量】 煎服，3~10g。

【使用注意】

【现代研究】

1. 化学成分：本品主要含二苯庚体类、类倍半萜类及挥发油类。

2. 药理作用：体外实验表明益智仁生品醇提液及盐炙品醇提液均能显著拮抗因乙酰胆碱兴奋豚鼠膀胱逼尿肌 M 受体而引起的收缩反应，但不能拮抗因 $Bacl_2$ 而引起的豚鼠膀胱逼尿肌兴奋效应，生品对磷酸组胺兴奋逼尿肌有一定的拮抗作用；益智仁的甲醇提取物有增强豚鼠左心房收缩力的活性；水提液有较强的抗疲劳能力和抗高温能力；此外，益智仁还具有中枢抑制、镇痛、免疫抑制、抗过敏、抗癌、抗应激、延缓衰老、消除自由基、抗氧化等作用。

【处方用名】 益智、益智仁、炒益智仁、盐益智仁。

【炮制方法】

1. 益智仁：除去杂质及外壳。用时捣碎。

2. 盐益智仁：取净益智仁，加盐水拌匀，稍闷，待盐水被吸尽后，置炒制容器内，用文火加热，炒干至颜色加深为度，取出晾凉。用时捣碎。

每 100kg 益智仁，用食盐 2kg.

【质量要求】

1. 益智仁：本品为集结成团的种子，呈椭圆形，为三瓣，中有隔膜。去壳碾压后多散成不规则的碎块或单粒种子，种子呈不规则的扁圆形。表面灰褐色或灰黄色，破开面呈乳白色。有特异香气，味辛微苦。

益智仁饮片挥发油不得少于 1.0%（mL/g）。

2. 盐益智仁：本品形如益智仁。表面褐色或棕褐色，略有咸味。

【炮制作用】 益智仁味辛，性温。归脾、肾经。具有温脾止泻的功能。生品摄涎唾力胜，常用于脾胃虚寒，腹痛吐泻，涎唾常流。如治伤寒阴盛，呕吐泄病的益智散 （《局方》）；治脾胃虚寒、不能固摄的摄涎秽方（《中药临床应用》）。

盐益智仁辛燥之性减弱，专行下焦，长于温肾，固精，缩尿。常用于肾气虚寒的遗精，遗尿，尿频，白浊，寒疝疼痛。如治肾气虚寒致膀胱不约，小便频数或遗尿，即可单用本品与食盐同煎服，又可与山药、乌药等同用，如治小便频数，夜卧遗尿的缩泉丸（《浙江省药品标准》）1983年）；治梦泄的三仙丸（《世医得效方》）；治寒凝疝痛连小腹挛搐的益智仁散（《济生方》）。

【贮存】　贮干燥容器内，密闭，置通风干燥处。防潮。

［菟丝子］

Cuscutae semen

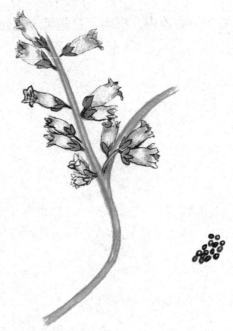

【来源】 本品为旋花科植物南方菟丝子 *Cuscuta australis* R. Br.或菟丝子 *Cuscuta chinensis* Lam.的干燥成熟种子。我国大部分地区均产。秋季果实成熟时采收植株，晒干，打下种子，除去杂质，洗净，干燥。生用或盐水炙用。

【药性】 辛、甘，平。归肝、肾、脾经。

【功效】 补益肝肾，固精缩尿，安胎，明目，止泻；外用消风祛斑。

【应用】 用于肝肾不足，腰膝酸软，阳痿遗精，遗尿尿频，肾虚胎漏，胎动不安，肝肾不足，目昏耳鸣，脾肾虚泻，白癜风。

【用法用量】 煎服，6~12g。外用适量。

【使用注意】 本品虽为平补之品，但偏于补阳，阴虚火旺、大便燥结、小便短赤者不宜服。

【现代研究】

1. 化学成分：本品主要含胆甾醇、菜油甾醇、β–谷甾醇、豆甾醇、三萜酸类、树脂、糖类、皂苷类、淀粉等。

2. 药理作用：菟丝子对氢化可的松所致小鼠"阳虚"模型有治疗作用，能明显增强黑腹果蝇交配次数；有雌激素样作用和抗衰老作用；能增强离体蟾蜍心脏收缩力，降低胆固醇，软化血管，降低血压，并能促进造血功能；能抑制肠运动；能延缓大鼠半乳糖性白内障的发展，并有一定的治疗作用。

【处方用名】 菟丝子

【炮制方法】

1. 菟丝子：取原药材，除去杂质，淘净，干燥。

2. 盐菟丝子：取净菟丝子，加盐水拌匀，闷润，待盐水被吸尽后，置炒制容器内，用文火加热，炒至略鼓起，微有爆裂声，并有香气逸出时，取出晾凉。

菟丝子每 100kg 用食盐 2kg。

【质量要求】

菟丝子、盐菟丝子水分不得过 10.0%，总灰分不得过 10.0%，酸不溶性灰分不得超过 4.0%。含金丝桃苷（$C_{21}H_{20}O_{12}$）不得少于 0.10%。

【炮制作用】 菟丝子味辛，性温。归肝、肾、脾经。具有补肾养肝，固精缩尿，明目，止泻，安胎的功能。

生品以养肝明目力胜，多用于目暗不明。菟丝子性温，盐制后不温不寒，平补肝肾，并能生补肾固涩作用。常用于阳痿，遗精滑泄胎元不固等。

【贮存】 置通风干燥处。

［沙苑子］

Astragali complanati semen

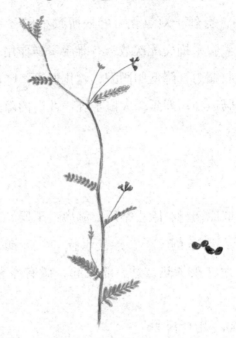

【来源】 本品为豆科植物扁茎黄芪 *Astragalus complanatus* R. Br. 的干燥成熟种子。主产于陕西、河北。秋末冬初果实成熟尚未开裂时采割植株，晒干，打下种子，除去杂质，晒干。生用或盐水炙用。

【药性】 甘，温。归肝、肾经。

【功效】 补肾助阳，固精缩尿，养肝明目。

【应用】 用于肾虚腰痛，遗精早泄，遗尿尿频，白浊带下，肝肾不足，头晕目眩，目暗昏花，治肝肾不足，目失所养，目暗不明，以及头晕目眩。

【用法用量】 煎服，9~15g。

【使用注意】 本品为温补固涩之品，阴虚火旺及小便不利者忌服。

【现代研究】

1. 化学成分：本品含有氨基酸、多肽、蛋白质、酚类、鞣质、甾醇和三萜类成分、生物碱、黄酮类成分等。

2. 药理作用：沙苑子能增强机体的非特异性和特异性免疫功能；抑制 ADP 和胶原诱导的大鼠血小板聚集；降低高血脂大鼠血清 TC、TG 和 LDL–C，升高 LDL–C；以及保肝、抗肝纤维化、抗癌、抗疲劳、延缓衰老、抗辐射等作用。

【处方用名】 沙苑子、沙苑蒺藜、潼蒺藜、盐沙苑子。

【炮制方法】

1. 沙苑子：取原药材，除去杂质，洗净，干燥。

2. 盐沙苑子：取净沙苑子，加盐水拌匀，稍闷，待盐水被吸尽后，置炒制容器内，用文火加热，炒干，取出晾凉。

每 100kg 沙苑子，用食盐 2kg。

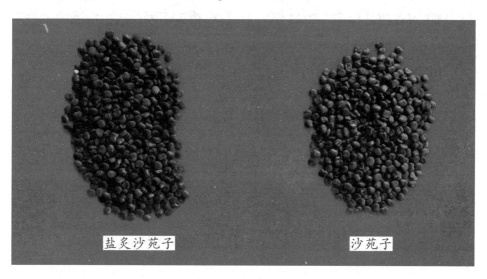

盐炙沙苑子　　　　　　　　沙苑子

【质量要求】

1. 沙苑子：本品呈肾形而略扁。表面绿褐色或灰褐色，光滑，脐部微向内凹陷。质坚硬，气微，味淡，嚼之有豆腥气。

沙苑子饮片水分不得过 13.0%，总灰分不得过 5.0%，酸不溶性灰分不得过 2.0%，沙苑子苷不得少于 0.060%。

2. 盐沙苑子：本品形如沙苑子，表面鼓起，深褐绿色或深灰褐色。气微，味微咸，嚼之有豆腥味。

盐沙苑子饮片水分不得过 10.0%，总灰分不得过 6.0%，酸不溶性灰分同生品，沙苑子苷不得少于 0.050%。

【炮制作用】 沙苑子味甘，性温。归肝、肾经。具有益肝、明目的功能。生品缩尿力强，多用于肝虚目昏，尿频，遗尿，如用本品与茺蔚子、青葙子，共研末内服，治目暗不明（《吉林中草药》）；再如治翳障的补肾明目散（《中药临床应用》）。

盐沙苑子药性更为平和，能平补阴阳，并可引药入肾，增强补肾固精的作用。多用于肾虚腰痛，梦遗滑精，白浊带下。如治肾气虚衰，腰痛滑精的三肾丸（《中药成药制剂手册》）；治肝肾不足，腰膝酸软的沙苑子冲剂（《陕西省药品标准》1983 年）；治肾虚精关不固，遗精滑泄的金锁固精丸（《医方集解》）。

【贮存】 贮干燥容器内，盐沙苑子密闭，置通风干燥处。

［胡芦巴］

Trigonellae semen

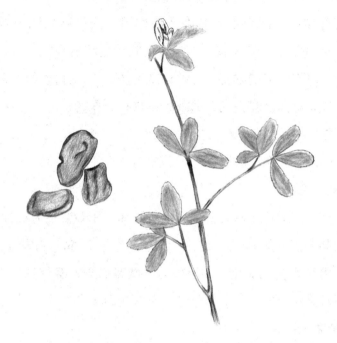

【来源】 本品为豆科植物胡芦巴 *Trigonella foenum-graecum* L.的干燥成熟种子。主产于河南、甘肃、四川、安徽。夏季果实成熟时采割植株，晒干，打下种子，除去杂质。生用，或盐水炙用，或捣碎用。

【药性】 苦，温。归肾经。

【功效】 温肾助阳，祛寒止痛。

【应用】 用于肾阳不足，下焦虚冷，阳痿滑泄，精冷囊湿，小腹冷痛，寒疝腹痛，寒湿脚气，足膝冷痛 本品温肾助阳，散寒止痛，也可用于阳虚气化不行，寒湿下注，寒湿脚气，足膝冷痛，常与木瓜、补骨脂同用。

【用法用量】 煎服，5~10g。

【使用注意】 阴虚火旺者忌用。

【现代研究】

1. 化学成分：本品含龙胆宁碱，番木瓜碱、胆碱、胡芦巴碱以及皂苷、脂肪油、蛋白质、维生素 B_1 及糖类。

2. 药理作用：胡芦巴具有降血糖作用，其机制可能与减小胃排空，抑制小肠对葡萄糖的吸收有关；能抑制胆汁盐酸的吸收，减少肝内循环，从而降低血清胆固醇的浓度；能够抑制胃酸分泌，并能够提高胃黏膜的抗氧化能力从而降低黏膜损伤，此外，还具有利尿、抗肿瘤、保肝、刺激毛发生长等作用。

【处方用名】 胡芦巴、芦巴子、炒胡芦巴、盐胡芦巴。

【炮制方法】

1. 胡芦巴：取原药材，除去杂质，洗净，干燥。用时捣碎。

2. 盐胡芦巴：取净胡芦巴，用盐水拌匀，闷润，待盐水被吸尽，置炒制容器内，用文火加热，炒至鼓起，微有焦斑，有香气逸出时，取出，晾凉，用时捣碎。每 100kg 胡芦巴，用食盐 2kg。

【质量要求】

1. 胡芦巴：本品略呈斜方形，表面黄绿色或黄棕色，平滑，两侧各具深斜沟条，相交处有点状种脐。质坚硬，不易破碎。气香，味微苦。

胡芦巴饮片含水分不得过 15.0%，总灰分不得过 5.0%，酸不溶性灰分不得过 1.0%，醇溶性浸出物不得少于 18.0%，含胡芦巴碱不得少于 0.45%。

2. 盐胡芦巴：本品形如胡芦巴，微鼓起，表明黄棕色至棕色，偶见焦斑。略具香气，味微咸。

盐胡芦巴含水分不得过 10%，总灰分不得过 7.5%，醇溶性浸出物不得少于 18.0%，含胡芦巴碱同生品。

【炮制作用】 胡芦巴味苦，性温。归肾经。具有温肾助阳、祛寒止痛的功能。用于肾阳不足，下元虚冷，小腹冷痛，寒疝腹痛，寒湿脚气。生胡芦巴长于散寒逐湿，多用于寒湿脚气。如治疗寒湿脚气，腰膝冷痛无力的胡芦巴丸（《杨氏家藏方》）。

盐制可引药入肾，温补肾阳力专，常用于疝气疼痛，肾虚腰痛，阳痿遗精，如强阳保肾丸（《中国药典》）。

【贮存】 贮干燥容器内，密闭，置通风干燥处。

［韭菜子］

Allii tuberosi semen

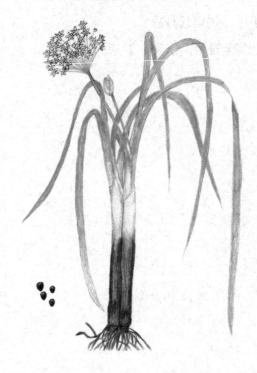

【来源】 本品为百合科植物韭菜 *Allium tuberosum* Rottl. ex Spreng. 的干燥成熟种子。全国各地均产。秋季果实成熟时采收果序，晒干，搓出种子，除去杂质。生用或盐水炙用。

【药性】 辛、甘，温。归肝、肾经。

【功效】 温补肝肾，壮阳固精。

【应用】 用于肝肾亏虚，腰膝酸痛，阳痿遗精，遗尿尿频，白浊带下。

【用法用量】 煎服，3~9g。

【使用注意】 阴虚火旺者忌服。

【现代研究】

1. 化学成分：本品主要含生物碱及皂苷等。

2. 药理作用：韭菜子皂苷能刺激胃黏膜反射性引起呼吸道黏膜纤毛运动，显示祛痰作用。此外，本品还有抗菌作用。

【处方用名】 韭菜子、韭子、盐韭菜子、盐韭子。

【炮制方法】

1. 韭菜子：取原药材，除去杂质。用时捣碎。

2. 炒韭菜子：取净韭菜子，置炒制容器内，文火加热，翻炒至有香气逸出，取出放凉。

3. 盐韭菜子：取净韭菜子，加盐水闷润，待盐水被吸尽后，置炒制容器内，用文火加热，炒至有香气，取出晾凉。

每 100kg 韭菜子，用食盐 2kg。

【质量要求】

1. 韭菜子：本品呈半圆形或半卵圆形，略扁。表面黑色，质硬，气特异，味微辛。

2. 盐韭菜子：本品形如韭菜子，表面黑色，有香气，味咸微辛。

【炮制作用】 韭菜子味辛、甘，性温。归肝、肾经。生品较少应用。

盐韭菜子可引药下行，增强补肾固精作用。用于阳痿遗精，遗尿尿频，白浊带下。如与补骨脂、益智仁等同用，治肾与膀胱虚冷，小便频数（《魏氏家藏方》）。

【贮存】 贮干燥容器内，密闭，置通风干燥处。

［黄　精］

Polygonati rhizoma

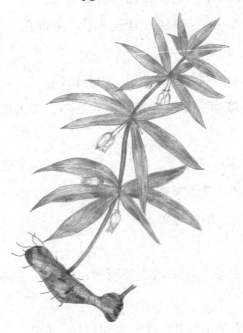

【来源】　本品为百合科植物滇黄精 *Polygonatum kingianum* Coll. et Hemsl.、黄精 *Polygonatum sibiricum* Red.或多花黄精 *Polygonatum cyrtonema* Hua 的干燥根茎。按形状不同，习称"大黄精"、"鸡头黄精"、"姜形黄精"。主产于贵州、湖南、湖北、四川、安徽。春、秋二季采挖，除去须根，洗净，置沸水中略烫或蒸至透心，干燥。切厚片，生用，或略酒炖法、酒蒸法制用。

【药性】　甘，平。归脾、肺、肾经。

【功效】　补气养阴，健脾，润肺，益肾。

【应用】　用于脾胃气虚，体倦乏力，胃阴不足，口干食少，肺虚燥咳，劳嗽咳血，腰膝酸软，须发早白，内热消渴。

【用法用量】 煎服，9~15g。

【使用注意】 本品性质黏腻，易助湿壅气，故脾虚湿阻、痰湿壅滞，气滞腹满者不宜使用。

【现代研究】

1. 化学成分：主要含有多糖：黄精低聚糖 A、B. C 等；皂苷类成分:黄精皂苷 A、B，薯蓣皂苷，洋地黄糖苷等；黄酮类成分:芹菜黄素等。

2. 药理作用：黄精多糖能提高淋巴细胞的转化率，增加蛋白激酶活性，提高心肌细胞 cAMP 的水平，提高学习记忆能力，改善脑功能以延缓衰老，防治动脉血管粥样硬化（AS）和肝脂肪浸润；黄精水提液能显著降低甘油三酯和总胆固醇；黄精能够抑制肝糖原酶解而降糖；黄精多糖能对抗 Co^{60} 所致小鼠外周血白细胞及血小板总数的减少。黄精能够抑制体外自发和诱导的脂质过氧化产物丙二醛的生成，直接清除氧自由基。黄精水提液在体外对伤寒杆菌、金黄色葡萄球菌及多种致病真菌均有抑制作用。

【处方用名】 黄精、酒黄精、蒸黄精。

【炮制方法】

1. 黄精：取原药材，除去杂质，洗净，略润，切厚片，干燥。

2. 酒黄精：取净黄精，加黄酒拌匀，置蒸制容器内，隔水蒸透，或密闭隔水炖至酒被吸尽，色泽黑润，口尝无麻味时，取出，稍晾，切厚片，干燥。

每 100kg 黄精，用黄酒 20kg。

3. 蒸黄精：取净黄精，置蒸制容器内，反复蒸至内外呈滋润黑色，切厚片，干燥。

【质量要求】

1. 黄精：本品为不规则的厚片，外皮淡黄色至黄棕色，并见有"鸡眼"状的茎痕，切面角质，淡黄色至黄棕色，质稍硬而韧，气微，味甜，嚼之有黏性。

2. 酒黄精：本品形如黄精，表面黑色，有光泽，中心深褐色，质柔软，味甜，略有酒气。

3. 蒸黄精：本品形如黄精，表面棕黑色，有光泽，质柔软，味甜。

【炮制作用】 黄精味甘，性平。归脾、肺、肾经。具补气养阴、健脾、润肺、益肾的功效。生黄精具麻味，刺人咽喉。蒸后补脾润肺益肾的功能增强，并可除去麻味，以免刺激咽喉。用于肺虚燥咳，脾胃虚弱，肾虚精亏。如治肾虚精亏、头晕足软的枸杞丸（《奇效》）。

【贮存】 贮干燥容器内，密闭，置通风干燥处，防霉，防蛀。

［黑芝麻］

Sesami semen nigrum

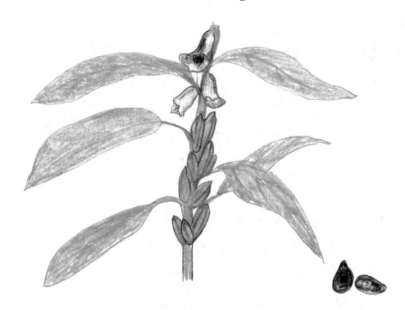

【来源】　本品为脂麻科植物脂麻 *sesamum indicum* L.的干燥成熟种子。主产于山东，河南，湖北，四川，秋季果实成熟时采割植株，晒干，打下种子，除去杂质，再晒干。生用或炒用，用时捣碎。

【药性】　甘，平，归肝、肾，大肠经。

【功效】　补肝肾，益精血，润肠燥。

【应用】　用于精血亏虚，头晕眼花，耳鸣耳聋，须发早白，病后脱发，肠燥便秘。

【用法用量】　煎服，9~15g。

【现代研究】

1. 化学成分：本品含脂肪酸类成分:油酸、亚油酸、棕榈酸、花生酸等；还含芝麻素、芝麻酚、β-谷甾醇、植物蛋白等。

2. 药理作用：黑芝麻有抗衰老作用，可使实验动物的衰老现象推迟发生；所含亚油酸可降低血中胆固醇含量，减轻主动脉病变，有防治动脉硬化作用；可使实验动物的肾上腺皮质功能受到某种程度的抑制；可降低血糖，并增加肝脏及肌肉中糖原含量，但大剂量下可使糖原含量下降；所含脂肪油能滑肠通便。

【处方用名】 黑芝麻、胡麻仁、巨胜子、炒黑芝麻。

【炮制方法】

1. 黑芝麻：取原药材，除去杂质，洗净，干燥。用时捣碎。

2. 炒黑芝麻：取净黑芝麻，置炒制容器内，用文火加热，炒至有爆裂声，逸出香气为度，取出晾凉，用时捣碎。

【质量要求】

黑芝麻：本品呈扁卵圆形，平滑或有网状皱纹。尖端有棕色点状种脐。种皮薄，种仁白色，富油性。气微，味甘，有油香气。

黑芝麻饮片水分不得过 6.0%，总灰分不得过 8.0%。

【炮制作用】 黑芝麻味甘，性平。归肝、肾、大肠经。具有补肝肾，益精血，润肠燥的功能。生品现已少用。古代医家认为生用滑痰，凉血解毒。如治小儿瘰病，与连翘等份为末，频频食之（《简便单方》）；治浸淫恶疮，本品生捣敷之（《普济方》）；治小儿头疮，本品生用嚼敷（《本草从新》）。

【贮存】 贮干燥容器内，密闭，置通风干燥处。防蛀。

收涩药

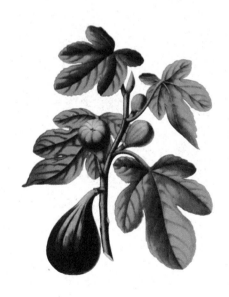

［罂粟壳］

Papaveris pericarpium

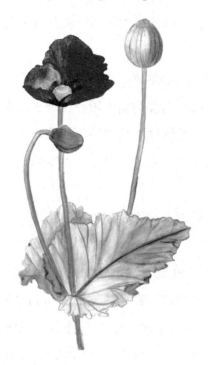

【来源】　本品为罂粟科植物罂粟 *Papaver somniferum* L. 成熟蒴果的外壳。夏季采收，去蒂及种子、晒干。蜜炙或醋炒用。

【药性】　酸、涩，平。有毒。归肺、大肠、肾经。

【功效】　涩肠止泻，敛肺止咳，止痛。

【应用】　用于久泻、久痢而无邪滞者，肺虚久咳不止，胃痛，腹痛，筋骨疼痛。

【用法用量】　煎服，5~15g。外用适量。

【使用注意】　本品过量或持续服用易成瘾。咳嗽或泻痢初起邪实者忌用。

【现代研究】

1. 化学成分：本品含多种生物碱，如吗啡、可待因、那可汀、那碎因、罂粟碱、罂粟壳碱等，另含有多糖、内消旋肌醇、赤癣醇等。

2. 药理作用：罂粟壳所含的吗啡、可待因等有显著的镇痛、镇咳作用，能使胃肠道及其括约肌的张力提高，消化液分泌减少，便意迟钝而起止泻作用。

3. 不良反应：罂粟壳的毒性主要为所含的吗啡、可待因、罂粟碱等成分所致。吗啡对呼吸中枢有抑制作用，可通过胎盘及乳汁引起新生儿窒息；能使颅内压增高。其慢性中毒主要为成瘾。

【处方用名】 罂粟壳，米壳，粟壳，生米壳，炙米壳，醋米壳。

【炮制方法】

1. 罂粟壳：取原药材，除去杂质及柄，洗净，润透，切丝，干燥。或除去杂质及柄，捣碎。

2. 蜜罂粟壳：先将蜂蜜置锅内，加热至沸，加入罂粟壳丝，用文火炒至不粘手为度，取出放凉。罂粟壳丝每 100kg，用炼蜜 25kg。

3. 醋罂粟壳：取罂粟壳丝，用米醋拌匀，闷润至透，置锅内，用文火加热，炒干，取出放凉。罂粟壳丝每 100kg，用米醋 20kg。

【炮制作用】 罂粟壳生品以止痛力胜，收敛作用亦强。多用于脘腹疼痛，筋骨疼痛；亦可用于久咳少痰或久泻久痢。

罂粟壳蜜制能增强其润肺止咳作用，常用于肺虚久咳。《本经逢原》有"蜜炙止咳"的记载。

罂粟壳醋制能增强涩肠止泻作用，用于泻痢长久不愈。如《本草正义》云："醋炒甚固大肠，久痢滑泻必用"。

【贮存】 储存于干燥容器内，置于阴凉干燥处。

［诃　子］

Chebulae fructus

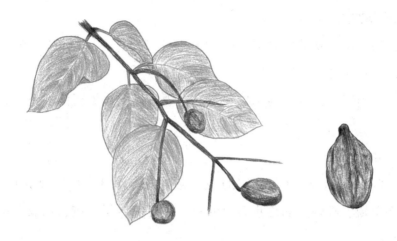

【来源】　本品为使君子科植物诃子 *Terminalia che bula* Retz.或绒毛诃子 *Terminalia che bula* Retz.*var.tomentella* Kurt.的干燥成熟果实。秋、冬二季果实成熟时采收，除去杂质，晒干。

【药性】　苦，酸，涩，平。归肺、大肠经。

【功效】　涩肠止泻，敛肺止咳，利咽开音。

【应用】　用于久泻，久痢，久咳，失音。

【用法用量】　煎服，3~10g。

【使用注意】　凡外有表邪、内有湿热积滞者忌用。

【现代研究】

1. 化学成分：诃子中含大量鞣质，主要成分为诃子酸、原诃子酸等。尚含诃子素、鞣酸酶、番泻苷 A 等。

2. 药理作用：诃子所含鞣质有收涩、止泻作用，诃子水煎剂除对各种痢疾杆菌有效外，对绿脓杆菌、白喉杆菌作用较强，对金黄色葡萄球菌、大肠杆菌、肺炎杆菌、溶血性链球菌、变形杆菌、鼠伤寒杆菌均有抑制作用。从诃子干果中用80%乙醇提取的诃子素，对平滑肌有罂粟碱样的解痉作用。

【处方用名】 诃子、诃黎勒、诃子肉、煨诃子、炒诃子。

【炮制方法】

1. 诃子肉：取原药材，拣净杂质，洗净略泡，闷润至软，砸开去核，取肉，干燥备用。

2. 炒诃子肉：取净诃子肉，置热锅内，用文火炒至深棕色时，取出放凉。

3. 煨诃子

（1）面裹煨取净诃子用面粉加水以泛丸法包裹3~4层，晒至半干，用砂烫法烫煨，翻埋至面皮焦黄色时取出，筛去砂子，剥去面皮，砸开去核，取肉。

每100kg诃子，用面粉50kg。

（2）麦麸煨取净诃子与麦麸同置锅内，用文火加热，缓缓翻煨至麦麸呈焦黄色，诃子呈深棕色时，取出，筛去麦麸，砸开去核，取肉。

每100kg诃子，用麦麸30kg。

【质量要求】

1. 诃子：本品为长圆形或卵圆形，表面黄棕色或暗棕色，具光泽。有不规则的皱纹及5~6条纵棱线。质坚实。气微，味酸涩而后甜。诃子肉为不规则片块状，外表深褐色或黄褐色。表面有纵皱纹、沟、棱。内表面粗糙，颗粒性，稍有酸气，味酸涩而后甜。

水分不得超过13.0%，总灰分不得超过5.0%，照水溶性浸出物测定法，（附录 X A）项下的冷浸法测定，浸出物不得少于30.0%。

2. 炒诃子本品肉表面深黄色，有焦斑，断面黄褐色，微有香气，味涩。

3. 煨诃子本品表面呈深棕色，偶见附有焦糊面粉，质地较松脆，味略酸涩，略有焦香气。

【炮制作用】 诃子苦、酸、涩，平。归大肠经。具有涩肠敛肺，下气利咽的功能。生诃子长于清金敛肺利咽，用于治疗咽痛失音，肺虚久嗽。如治久咳语言不出的诃子饮（《济生方》）。

炒诃子缓和酸涩之性，具有涩肠止泻，温散寒气的功能。用于消食化积，虚寒久泻、久痢、腹痛等症。如治小儿宿食不化，脘腹胀满的诃黎勒散（《圣惠方》）。

煨诃子炮制后缓和药性，使涩敛之性增强，增强了涩肠止泻的功效，用于老人久泻久痢及脱肛症。如治脾胃虚寒久泻的诃子皮散（《兰室秘藏》）。

【贮存】 贮于干燥容器内，置通风干燥处。

[芡 实]

Euryales semen

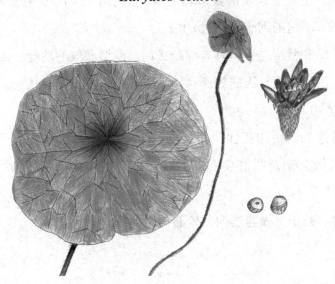

【来源】 本品为睡莲科植物芡 *Euryale ferox* Salisb.的干燥成熟种仁。秋末冬初采收成熟果实，除去果皮，取出种子，洗净，再除去硬壳（外种皮）晒干。

【药性】 甘，涩，平。归脾、肾经。

【功效】 益肾固精，健脾止泻，除湿止带。

【应用】 用于遗精滑精，脾虚久泻，带下。

【用法用量】 煎服，10~15g。

【现代研究】

1. 化学成分：本品主含淀粉、蛋白质、脂肪、碳水化合物、钙、磷、铁、硫胺素、核黄素、尼古酸、抗坏血酸等。

2. 药理作用：本品具有收敛、滋养作用。

【处方用名】 芡实、鸡头实、炒芡实、炒鸡头实。

【炮制方法】

1. 芡实：取原药材，除去硬壳及杂质。用时捣碎。

2. 炒芡实：取净芡实，置炒制容器内，用文火加热，炒至表面微黄色，取出晾凉。用时捣碎。

3. 麸炒芡实：先将锅用中火加热，均匀撒入麦麸即刻烟起，随即投入净芡实，迅速拌炒至表面亮黄色时，取出，筛去麸皮，放凉。每100kg芡实，用麦麸15kg。

【炮制作用】 芡实性味甘、涩，平。归脾、肾经。具有益肾固精，补脾止泻，祛湿止带的功能。生品性平，涩而不滞，补脾肾而兼能祛湿，常用于遗精，带下，白浊，小便不禁，兼有湿浊者尤宜。如治遗精、带下的水陆二仙丹（《洪氏集验方》）；治梦遗漏精的玉锁丹（《杨氏家藏方》）。

炒后性偏温，补脾和固涩作用增强，适用于脾虚之证和虚多实少者。清炒芡实和麸炒芡实功效相似，均以补脾固涩力胜。主要用于脾虚泄泻和肾虚精关不固的滑精，亦可用于脾虚带下。如治脾气虚弱，泄泻急迫，不能稍停的甘缓汤（《罗氏会约医镜》）；治肾虚精关不固的滑精，腰膝酸软，头昏耳鸣，四肢无力等的锁阳固精丸（《中华人民共和国药典》）。

【贮存】 贮于干燥容器内，密闭，置通风干燥处。防蛀。